ÉTUDE

SUR LES

MALADIES DE POITRINE

ET

SUR LA GOURME

DES JEUNES CHEVAUX

ÉTUDE

SUR LES

MALADIES DE POITRINE

ET

SUR LA GOURME

DES

JEUNES CHEVAUX DE L'ARMÉE

Par M. NÉGRIÉ

Vétérinaire en premier au régiment d'Artillerie monté de la Garde impériale, ex-Directeur-Professeur-Fondateur des vétérinaires stagiaires à l'École impériale de Cavalerie, Lauréat de la Société centrale d'Agriculture et de la Société centrale de Médecine vétérinaire, etc., etc.

PARIS

IMPRIMERIE V^{VE} POITEVIN

RUE DAMIETTE, 2 ET 4

1870

PRÉFACE

L'Administration supérieure de la guerre s'est préoccupée à toutes les époques de l'état sanitaire des chevaux de l'armée.

A la suite des achats de 1830, 1840, 1848, 1854, etc., pour mettre la cavalerie sur le pied de guerre, la mortalité s'est élevée à un chiffre considérable.

Les maladies inflammatoires de *l'appareil respiratoire et les gourmes* étaient celles qui sévissaient de préférence sur ces chevaux dans les dépôts de remonte ou dans les régiments, avant leur admission dans les rangs de l'escadron et de la batterie.

S. Exc. M. le Ministre de la guerre fit, de ces maladies, l'objet d'un concours parmi les vétérinaires militaires.

Attaché depuis longues années au principal dépôt de remonte, je considérai comme un devoir de répondre à l'appel fait aux vétérinaires de l'armée.

Le mémoire que j'eus l'honneur d'adresser à S. Exc. M. le Ministre de la guerre obtint un succès inespéré : il remporta le premier prix; cette récompense était d'autant plus flatteuse pour moi que j'avais pour compétiteurs des collègues justement estimés par leur savoir, et dont quelques-uns occupent encore aujourd'hui une position très-élevée dans la hiérarchie militaire.

Satisfait du résultat atteint, je ne songeais pas à exhumer ce travail du volumineux recueil d'hygiène et de médecine vétérinaire militaires, où il fut imprimé par ordre de S. Exc. le Ministre de la guerre, malgré qu'il fût resté inconnu à la plupart de mes confrères, des officiers et des hommes de cheval.

Depuis quelque temps, des instances devenues de plus en plus pressantes m'ont déterminé à faire une publication revisée de ce mémoire.

Je m'estimerais heureux, s'il répondait aux espérances de mes nombreux amis et aux témoignages de l'estime et de la bienveillance dont m'honorent de hauts personnages.

Je n'ai rien voulu changer, du moins quant aux descriptions générales des maladies dont ce mémoire est l'objet, et je l'ai laissé, sous ce rapport, tel qu'il a été envoyé à la commission d'hygiène, qui m'a grandement récompensé en me décernant le n° 1 et une médaille d'or.

Mais, depuis ma sortie des remontes et notamment depuis quelques années, la marche et la nature des maladies de poitrine, que je suis appelé à combattre, ont été profondément modifiées, partant j'ai dû modifier aussi leur traitement, traitement que je fais connaître au chapitre XVII.

J'ai ajouté à ce travail une causerie sur quelques questions d'hygiène vétérinaire militaire, relatives à l'aération, la tonte, l'usage des boxes pour les chevaux malades, et quelques mots sur le cheval d'artillerie et sur l'emploi du pur sang et des courses pour améliorer les races.

Je serais surtout satisfait, si les opinions que j'émets sur ces questions étaient partagées par les hommes compétents.

En raison de certaines circonstances, mes lecteurs me permettront de rappeler que c'est en partie à ce mémoire, que je réimprime aujourd'hui et aussi à des notes toujours très-bonnes, soit par ma manière de servir, soit par mes rapports qui ont obtenu plusieurs années le n° 1 sur le classement général des vétérinaires, que j'ai dû l'honneur d'être appelé, en février 1855, à la place de création nouvelle de Directeur-Professeur d'hippiatrique et d'hygiène aux jeunes vétérinaires stagiaires de l'École impériale de cavalerie, position qui devait me faire obtenir très-peu de temps après le grade de vétérinaire principal et, plus tard, la croix d'officier de la Légion d'honneur.

Des raisons particulières et toutes privées m'engagèrent à décliner cet honneur, et tout récemment celui non moins grand d'être nommé vétérinaire principal de l'armée d'Afrique; telle était la bienveillance dont m'honorait le maréchal Niel, de regrettable mémoire, que, dans une audience qu'il voulut m'accorder, il me confia, comme il l'avait déjà fait à deux honorables députés de la Haute-Garonne, que le poste de vétérinaire principal de l'armée d'Afrique m'était réservé « parce que j'avais le n° 1 sur le tableau d'avancement, ce qui rendait inutile toute recommandation auprès de lui. »

Je dus même insister auprès du maréchal comme j'insistai auprès d'un de ses officiers d'ordonnance, pour le prier qu'il ne fût pas donné suite à cette nomination, des raisons puissantes de famille exigeant la continuation de mon séjour en France.

J'ai éprouvé le besoin de donner ces détails intimes à mes nombreux amis, dont plusieurs sont surpris peut-être de ne pas me voir investi depuis très-longtemps déjà des fonctions de Vétérinaire principal.

Ces derniers liront, je pense, avec plaisir, les deux lettres suivantes et l'ordre du jour du colonel Desgrois.

Paris, le 23 novembre 1853.

Monsieur le Ministre,

J'ai l'honneur de vous adresser la liste des vétérinaires militaires qui se sont le plus distingués dans la rédaction de leurs rapports, pendant l'année 1851.

Je prends la liberté, Monsieur le Ministre, d'appeler votre attention sur l'un de ces vétérinaires, M. Négrié, attaché au dépôt de remonte de Caen, qui, depuis cinq ans toujours en tête de la liste, distance ses collègues d'une manière considérable. Je pense qu'il mérite un encouragement tout *particulier* que j'ose réclamer de votre bienveillance.

Veuillez agréer etc.

Le président de la Commission d'hygiène hippique,

SIGNÉ : GÉNÉRAL BOUGENEL.

Lettre de M. le Ministre de la guerre à M. Négrié.

Paris, le 12 février 1855.

MONSIEUR,

Je viens de créer un nouvel emploi à l'École de cavalerie où les vétérinaires devront aller passer quelque temps avant d'entrer dans les régiments. Il fallait pour le remplir un vétérinaire éminent, qui fût capable de leur faire des cours, de les former d'après une clinique savante sur les nombreux chevaux de l'École, et qui fût, en même temps, digne par ses antécédents de leur inspirer considération et confiance.

Vos excellentes notes et votre classification dans les concours écrits de chaque année vous désignaient tout naturellement pour ces honorables fonctions.

Je compte sur votre zèle, etc.

Pour le Ministre, et par autorisation : et pour le Général directeur empêché :

Le colonel, Directeur-Adjoint,

L. MAZEL.

ORDRE DU DÉPOT DE CAEN

Le Dépôt apprendra avec satisfaction l'avancement mérité qui vient d'être donné à M. le vétérinaire Négrié.

Par décision du 12 février, M. Négrié est nommé directeur-professeur des vétérinaires stagiaires à l'École de cavalerie. C'est la récompense des services rendus à l'État et le résultat de ses travaux scientifiques.

C'est avec regret que le Dépôt verra s'éloigner M. le vétérinaire Négrié, dont les services ont été si appréciés dans l'établissement pendant les dix années qu'il y a servi.

Signé : Le Colonel G. DESGROIS.

Ces témoignages officiels de l'estime de mes chefs me dispensent de reproduire ici d'autres lettres non moins flatteuses, mais qu'un sentiment de discrétion me fait aujourd'hui regretter de ne pouvoir livrer à la publicité.

TABLE DES MATIÈRES

RAPPORT

FAIT

A LA COMMISSION D'HYGIÈNE HIPPIQUE

SUR LES MALADIES DE POITRINE

ET SUR LA GOURME

DES JEUNES CHEVAUX

MISES EN CONCOURS

S. Exc. M. le Ministre de la Guerre a mis au concours la question suivante :

1° Décrire la gourme, la pleurésie et la pleuro-pneumonie dans les jeunes chevaux, jusqu'au moment où ils sont livrés aux escadrons et batteries ;

Faire connaître les symptômes, la marche et la terminaison de ces affections; indiquer l'état du sang, la qualité des urines, ainsi que les lésions pathologiques observées à l'autopsie ;

Rechercher si ces affections, ainsi que les altérations qu'elles laissent après elles, peuvent réellement prédisposer à la morve ou modifier la constitution du cheval, de manière à abréger son temps de service ou son existence;

2° Faire connaître les causes de ces maladies, et rechercher si elles ne se rencontreraient pas en partie dans les pratiques suivies par les éleveurs pour mettre les chevaux en état d'être vendus;

3° On proposera, d'après l'étiologie et d'après l'expérience, le traitement prophylactique le plus convenable pour chacune de ces maladies;

4° Enfin, on fera connaître les médications curatives qu'on aura mises en usage, les résultats obtenus, même par la médecine expectante, si elle a été expérimentée, et l'on indiquera la méthode que l'on suppose devoir être préférée.

Parmi les nombreux mémoires mis au concours, six ont mérité d'être mentionnés; celui de M. Négrié, portant pour épigraphe : *Ars medica tota in observationibus,* est sans contredit le meilleur, celui qui remplit le mieux les conditions du concours.

L'auteur, dans l'exposition de la matière, a suivi l'ordre même tracé par le programme. Il fait d'abord l'étude de la gourme considérée sous le rapport de ses causes, de ses symptômes, de sa marche, de ses complications, de ses lésions morbides et de son traitement; il recherche ensuite quelle est l'influence ultérieure que cette maladie exerce sur l'économie, et si, en particulier, elle peut prédisposer à la morve. L'opinion de l'auteur du mémoire, à cet égard, est catégorique : il ne croit pas que la gourme bien traitée puisse en rien modifier l'organisme, de manière à le rendre plus apte à contracter les affections de nature morveuse, ou à abréger le service qu'on attend du cheval et la durée de son existence. Il pense, au contraire, que les gourmes sont préventives de plusieurs maladies graves ; c'est ainsi, ajoute-t-il, que les pneumonies et pleuro-pneumonies sont très-rares chez les jeunes chevaux qui ont *bien jeté* la gourme, et qu'elles sont, au contraire, fréquentes sur les chevaux qui n'ont pas été atteints de cette maladie.

Après avoir fait connaître la gourme et quelques-unes des formes qu'elle affecte, l'auteur étudie, dans des chapitres à part, la pleurésie, la pneumonie et la pleuro-pneumonie des jeunes animaux. A propos de chacune de ces maladies, il s'occupe de leurs causes, de leurs symptômes, de leur marche, de leurs terminaisons et des moyens de les guérir.

En traitant de la pleuro-pneumonie accompagnée d'altération du sang, l'auteur s'élève contre la tendance de plusieurs vétérinaires à admettre l'existence, chez le cheval, d'une affection semblable à la *fièvre typhoïde de l'homme*. Il ne partage pas, à cet égard, les croyances de plusieurs vétérinaires recommandables. A l'appui de son opinion, il rappelle qu'il a observé, un grand nombre de fois, des maladies de poitrine présentant tous les symptômes de celles qu'on a appelées typhoïdes, et que jamais il n'a rencontré à l'autopsie d'altération des glandes de Peyer et de Brunner, qui caractérisent essentiellement chez l'homme la fièvre typhoïde (1).

Suivant toujours l'ordre tracé par le programme, l'auteur étudie, dans des paragraphes particuliers, l'état physique et la composition intime du sang. Il consigne les résultats de vingt-trois analyses faites de concert avec un pharmacien chimiste, ancien lauréat des hôpitaux de Paris,

(1) Inutile d'ajouter que l'opinion de l'auteur est toujours la même à cet égard.

qui prouvent qu'il y a toujours augmentation de fibrine dans la gourme et les maladies de poitrine du cheval. L'urine de cet animal, qui est normalement alcaline, a offert cette particularité, qu'elle rougissait constamment le papier de tournesol.

L'auteur passe ensuite à l'examen des lésions morbides propres aux maladies de poitrine. Il consacre de longs et importants développements à l'étude d'un point capital, à savoir : *l'influence que ces lésions* exercent sur l'avenir du cheval de troupe ; s'appuyant sur un nombre considérable de faits, il conclut :

1° Que les maladies de poitrine bien soignées ne laissent dans l'organisme aucune trace de leur passage ;

2° Qu'elles n'influent en rien sur le service ultérieur de l'animal qui en a été affecté.

L'auteur ne croit pas non plus qu'elles prédisposent à la morve, à moins que l'économie ne se trouve épuisée par suite d'une altération profonde de la texture des organes respiratoires ou de longues suppurations. Son opinion s'étaie sur une statistique, de laquelle il résulte que, dans une période de cinq années, il a traité cinq mille cent quarante et un chevaux de maladies de poitrine. Sur ce nombre, cinq seulement sont devenus morveux.

Le mémoire est terminé par une revue des causes générales qui prédisposent à la gourme et aux maladies de poitrine. L'auteur étudie avec soin l'influence de la température, de l'âge, du mode d'éducation, de l'alimentation et du régime qui précède la vente des animaux destinés à l'armée. Il insiste sur les vices de l'élevage propre au pays qu'il habite, et, pour mieux les mettre en relief, il fait connaître les pratiques suivies aux différentes phases de la vie du cheval. Il démontre surtout, de la manière la plus évidente, les funestes conséquences de l'*engraissement* auquel les propriétaires éleveurs de la Normandie soumettent les chevaux achetés par la remonte. . . . .

. . . .

En résumé, le Mémoire de M. Négrié se distingue par les données pratiques qu'il renferme et qui servent toujours de base aux dissertations de l'auteur, aux prescriptions hygiéniques et thérapeutiques qu'il croit devoir conseiller pour prévenir et pour guérir les maladies du jeune âge. C'est, en un mot, l'œuvre d'un homme instruit, d'un praticien éclairé qui a fait ses recherches et ses expériences sur une vaste échelle, dans un des principaux dépôts situés dans la contrée la plus riche en chevaux, la Normandie.

La Commission d'hygiène a l'honneur de proposer à Son Excellence Monsieur le Ministre de bien vouloir accorder à M. Négrié *une Médaille d'or*.

Voici, par ordre de mérite, les noms des auteurs des six mémoires mentionnés :

1. MM. Négrié, *médaille d'or.*
2. Signol, *médaille d'argent.*
3. Jourdier, *médaille d'argent.*
4. Goux, *mention honorable.*
5. Palat, *mention honorable.*
6. Hornez, *mention honorable.*

Les Membres de la Commission,

BOULEY,

RENAULT,

REYNAL, *Rapporteur,*

ÉTUDE

DES

MALADIES DE POITRINE

ET DE

LA GOURME

DANS LES JEUNES CHEVAUX

Par M. NÉGRIÉ

Ars medica tota in observationibus.

La question de médecine vétérinaire mise au concours est une des plus difficiles et des plus compliquées que la Commission d'hygiène ait posées jusqu'à ce jour : il ne faudrait pas moins d'un gros volume pour traiter tous les détails qu'elle comporte.

Quoi qu'il en soit, et bien que nous sentions notre insuffisance à en développer convenablement tous les points, nous allons faire connaître, sur cette question si complexe, les résultats des observations que nous a fournis notre longue pratique.

Nous croyons tout à la fois remplir un devoir et servir des intérêts majeurs, en apportant à l'édifice de la science notre part de matériaux. Nous aurons au moins contribué, autant qu'il sera en nous, à éclairer cette grande et importante question : *La gourme et les maladies de poitrine prédisposent-elles à la morve, ou modifient-elles la constitution du cheval de troupe de manière à abréger son temps de service et son existence?*

C'est, pour les vétérinaires militaires, une obligation de travailler à la solution de cet important problème, et de seconder la Commission hippique qui, par ses savantes expériences, a déjà amené dans l'hygiène des chevaux de troupe de si salutaires modifications.

Des maladies qui attaquent les jeunes chevaux, celles de l'appareil respiratoire sont les plus graves et les plus fréquentes; cela tient à l'excessive vitalité des membranes muqueuses et à l'étendue considérable des surfaces qu'elles revêtent.

De nombreuses causes, agissant soit sur la peau, soit directement sur les poumons, peuvent produire sur ces membranes des désordres plus ou moins fâcheux : l'air respiré, par exemple, apporte quelquefois d'étranges perturbations dans les fonctions de ces organes.

Les séreuses, notamment celles des cavités splanchniques, sont fréquemment aussi le siége d'affections excessivement graves. Ainsi la plèvre, vaste membrane séreuse, tapissant la cavité thoracique, et s'étendant sur les poumons, sur la face interne du péricarde, sur la face externe du cœur, etc., est également très-susceptible d'être irritée et congestionnée, mais elle l'est rarement seule.

La pleurite, comme nous le verrons plus loin, est presque toujours accompagnée d'une affection des poumons; complication qui se rencontre souvent chez nos jeunes chevaux. On ne doit pas être étonné de cette fréquence des maladies de poitrine, quand on songe d'abord à la manière dont ces chevaux sont préparés pour la vente et, en second lieu, à la grande quantité de sang qui pénètre de toutes parts le poumon, sans cesse exposé, par la nature de ses fonctions, à l'influence de l'air et des nombreuses vicissitudes atmosphériques. Ces organes étant, en outre, essentiellement vasculaires, se trouvent dans les conditions d'une extrême irritablité.

La préparation à la vente, ainsi que nous le démontrerons en son lieu, a presque toujours de fâcheux résultats.

Une de ses conséquences les plus constantes est de déterminer un état d'obésité, de fatiguer les organes digestifs, de troubler les fonctions et d'amener, plus tard, des maladies, dont les violences et la gravité sont les suites naturelles de cet état anormal et pléthorique. C'est surtout dans les dépôts qui reçoivent beaucoup de chevaux que cette méthode d'engraissement produit les plus tristes effets, car elle agit alors sur un grand nombre d'individus à la fois.

Là vont se borner, pour le moment, ces considérations; mais nous nous réservons, en traitant de la causalité des maladies que nous allons décrire, de donner à cette question les développements nécessaires.

Nous allons procéder, selon l'ordre établi par la Commission d'hygiène, à la description des maladies que nous avons à faire connaître.

I

DE LA GOURME.

Il est peu d'affections qui aient donné lieu à autant de dissidences sur sa nature que celle dont nous allons nous occuper.

Les anciens hippiatres, en général, Solleysel entre autres, considéraient la gourme comme une maladie inflammatoire, comme une vidange d'humeurs superflues contractées dans la jeunesse, c'est-à-dire comme une maladie qui avait pour but ou pour conséquence favorable d'éliminer du corps du jeune cheval une humeur nuisible à sa santé.

Les auteurs modernes ne sont pas moins divisés sur la nature de cette affection. Les uns, M. Huzard fils, par exemple, envisagent cette maladie comme étant d'abord générale à toute l'économie, et se terminant le plus souvent par une affection de la muqueuse des narines, du larynx, des poches gutturales et, en général, de toutes les parties de l'arrière-bouche.

D'autres, Hurtrel en tête, regardent cette affection comme locale et catarrhale, mais réagissant quelquefois sur d'autres organes de l'économie.

Enfin, il y a quelques années, cette maladie a donné lieu à de savantes discussions de la part de nos vétérinaires les plus instruits. Ils n'ont pas encore été tous d'accord sur sa nature, sur ses causes, etc., et ils ont fini par adopter la conception de l'ancienne médecine sur les maladies humorales.

Ces discussions ont fourni au savant M. Henry Bouley, l'occasion de composer un travail remarquable sur la nature de la gourme.

La théorie que l'auteur a développée est très-savante; mais, elle offre quelques points contestables.

Ainsi la gourme n'est pas toujours due, ainsi que le prétend M. H. Bouley, à une surabondance de matière nutritive, surabondance déterminée par le repos et par une nourriture trop substantielle. Comme nous le ferons voir ailleurs, la gourme est souvent occasionnée par des causes plus générales. Disons même que nous voyons fréquemment cette maladie attaquer de jeunes chevaux, totalement débilités et amaigris par les privations et souvent par l'excès de travail. Nous reviendrons sur ce point, en traitant des causes de la maladie.

La gourme *communiquee* peut, dit-on, revêtir des formes dissemblables. N'ayant jamais pu voir des cas de contagion, nous ne pouvons rien affirmer à cet égard; mais, ce que nous pouvons assurer, c'est qu'il n'est pas de maladie dont le mode de manifestation soit plus variable que la gourme spontanée. C'est un protée qui prend toutes les formes, et qui ne se montre presque jamais identiquement le même.

Tantôt le cheval gourmeux offre un engorgement des ganglions de l'auge sans jetage; tantôt le jetage existe sans empâtement des ganglions sous-linguaux; souvent c'est un écoulement abondant par les yeux, sans glandes ni jetage; quelquefois un léger coup de pied, une *embarrure*, fournissent une abondante suppuration pendant plusieurs jours; il est encore des cas où la gourme se manifeste par de larges dartres humides; d'autres fois enfin, la diathèse se traduit par la formation de foyers purulents sur différentes parties du corps, etc.

Malgré l'avis de plusieurs vétérinaires qui ont écrit que la gourme n'est ni nécessaire, ni utile, ni inévitable, etc., nous pensons, tout en affirmant que les chevaux peuvent en être affectés à plusieurs reprises, nous pensons, disons-nous, avec M. Reynal, que, dans beaucoup de circonstances, l'élimination de la gourme est préventive d'autres affections plus graves, et cette opinion est fondée sur des faits nombreux.

Règle générale. — Lorsque nous observons beaucoup de cas de gourme sur les chevaux de notre dépôt, les maladies de poitrine sont moins nombreuses et, rarement ou pour ainsi dire jamais, les chevaux qui, après leur arrivée dans nos écuries, *jettent* bien leurs gourmes, ne sont atteints d'affections de poitrine pendant leur séjour dans l'établissement.

Ces jeunes animaux sont presque tous atteints de l'une ou de l'autre de ces maladies, mais très-rarement de l'une et de l'autre.

C'est chez moi une conviction profonde, étayée par vingt ans d'expériences et d'études sur la gourme, conviction qui se fortifie de plus en plus, car je me suis livré à de nombreuses expériences ayant pour but de communiquer la gourme à de jeunes chevaux, et je n'ai *jamais* pu y parvenir. Or, j'espérais, en inoculant la gourme, prévenir le développement des nombreuses maladies de poitrine que nous observons continuellement chez nos chevaux. Mais, je le répète, sur plus de six cents expériences, je n'ai pu obtenir un seul cas de contagion.

Je suis loin de prétendre que les jeunes chevaux, qui ont eu la gourme dans nos écuries, soient préservés désormais de cette maladie elle-même et des maladies de poitrine, à leur arrivée dans les régiments. Non, malheureusement, car, comme je viens de le faire connaître, presque tous ceux qui sortent de notre dépôt ont été atteints de l'une ou de l'autre de ces affections; et cela n'empêche pas que quelques-uns ne soient malades de nouveau en arrivant à leur destination, souvent même peu de jours après leur mise en route.

Du reste, il en est toujours ainsi, ou à peu près, pour les jeunes chevaux du pays que j'habite : ils sont atteints de la gourme presque chaque fois qu'ils changent de localité.

D'ailleurs, cette préservation générale des maladies de poitrine par l'inoculation de la gourme n'est, bien entendu, qu'une opinion que je propose, mais que je ne puis malheureusement étayer sur aucun fait, puisque *je n'ai jamais pu inoculer la gourme.*

Les faits que j'ai constatés ne comprennent donc que des cas de gourme spontanée.

« Du reste, comme l'a dit M. H. Bouley, il ne répugne en rien « aux saines doctrines d'admettre que, par l'effet d'une affection « gourmeuse, l'économie se soit établie dans des conditions plus « favorables à la santé, qu'il se soit opéré en elle sinon une dé- « puration, au moins un départ de certains éléments qui pouvaient « lui être nuisibles; qu'enfin le cheval qui a bien jeté ses gourmes « soit généralement dans des conditions de meilleure santé qu'a- « vant cette sorte d'éruption critique. »

Cette opinion du savant vétérinaire me semble parfaitement fondée, et je la partage complétement.

Quant à la contagion de la gourme, question sur laquelle on trouve tant d'opinions opposées, nous avons déjà dit que nous n'y croyons pas, malgré l'affirmative soutenue par des hommes d'un mérite incontesté; et, sans nous livrer à une argumentation toujours susceptible d'une réfutation plus ou moins spécieuse, nous pourrions rapporter des faits nombreux, qui nous semblent prouver beaucoup mieux qu'un syllogisme la *non contagion* de cette maladie. Mais ces faits ne sont pas compris dans la question et dépasseraient le cercle tracé par le programme de la commission d'hygiène. En terminant ces considérations générales, nous ferons remarquer que, malgré tout ce qu'on a dit, écrit et observé jusqu'ici, la nature intime de cette maladie demeure enveloppée d'une grande obscurité.

DÉFINITION.

La gourme, appelée encore coryza, bronchite, laryngo, rhyno-laryngite, rhyno-laryngo-pharyngite, etc., etc., est une maladie particulière au cheval. Elle consiste dans l'inflammation plus ou moins intense, plus ou moins compliquée, de la muqueuse du nez, des sinus de la tête, du pharynx, du larynx, des poches gutturales, etc.; inflammation accompagnée le plus généralement de l'engorgement des ganglions sous-maxillaires, avec empâtement, tuméfaction phlegmoneuse du tissu cellulaire environnant, mais pouvant se généraliser sur différentes parties du corps, quelquefois sous une autre forme que l'écoulement nasal, quoique ayant, dans tous les cas, une tendance rapide à la suppuration; c'est là le caractère spécial de cette affection.

SYMPTOMES ET MARCHE DE LA GOURME.

Comme l'a fait remarquer avec raison M. Reynal, quand on observe attentivement le développement de la gourme, on découvre quelquefois une période d'incubation; c'est comme un mouvement fébrile précurseur, une agitation fiévreuse précédant l'apparition des symptômes locaux.

Ainsi, pour nous qui observons trois à quatre cents chevaux gourmeux par année, cette question ne laisse aucun doute, et nous sommes certain qu'il y a souvent, dans cette maladie, une sorte de prélude de travail préparateur de l'organisme qui est l'avant-coureur des symptômes locaux.

Moiroud disait, en parlant de cette maladie : « La gourme est « toujours accompagnée de symptômes précurseurs. »

Nous ne serons pas aussi absolu que notre ancien professeur; mais nous dirons que nous avons observé plusieurs fois les symptômes précurseurs de la gourme.

Ceux que nous avons remarqués le plus souvent sont les suivants : rougeur plus grande de la conjonctive et de la muqueuse nasale; poil légèrement piqué; pesanteur de tête, dégoût, tristesse, etc.

Examiné avec soin, l'animal n'offre aucun engorgement, ni empâtement de l'auge, et cet état dure souvent quarante-huit heures.

Ces signes précurseurs peuvent même quelquefois se confondre avec ceux des affections de poitrine; car il m'est arrivé parfois, quand j'ai débuté dans le service de la remonte, de faire entrer à l'infirmerie des chevaux malades, les croyant atteints d'une affection des organes pectoraux, et de les traiter en conséquence; puis, le lendemain ou quarante-huit heures après, j'étais tout étonné de voir apparaître le jetage par les naseaux, l'engorgement des ganglions de l'auge, etc., de voir enfin la gourme se déclarer.

Je dois pourtant reconnaître que la gourme est souvent si bénigne, que cette période d'incubation n'existe pas sensiblement, ou du moins qu'elle échappe à nos investigations. Dans cette circonstance, si nous apercevons, ou que l'on signale un cheval gourmeux, cet animal n'a souvent pas perdu son appétit; et pourtant nous trouvons déjà installés les symptômes, bien caractérisés, de cette maladie, sans que le plus léger signe précurseur se soit fait remarquer.

Mais, je le répète, cette absence de prodromes ne s'observe que dans les gourmes bénignes, qui, heureusement, sont les plus fréquentes chez les chevaux de notre établissement.

En général, au moment de l'apparition des symptômes locaux de la gourme plus grave, il y a toujours une sorte de fièvre, de réaction générale, caractérisée par la tristesse, l'abattement, l'inappétence. Il y a rougeur de la conjonctive et de la pituitaire, qui sont comme gonflées. Il y a empâtement de la tête; l'auge s'emplit, se tuméfie, bientôt un flux par les naseaux s'établit; ce flux augmente; il devient blanc, grumeleux, et tombe par flocons.

Le cheval s'ébroue fréquemment en sortant de l'écurie. Une fois le flux nasal établi, ce qui demande de cinq à huit jours, et la tuméfaction de l'auge abcédée, l'appétit et la gaieté reparaissent; l'empâtement de l'auge ainsi que le jetage diminuent, et, quinze, vingt ou vingt-cinq jours après la naissance de cette affection, les symptômes ont souvent totalement disparu.

Cette marche de la maladie est la plus ordinaire et la plus avantageuse; l'animal chez lequel on l'a observée recouvre bientôt la santé et reprend en peu de temps sa vigueur habituelle.

C'est cette variété de gourme qui a reçu le nom de *bénigne;* c'est aussi, heureusement, comme je l'ai déjà dit, celle que nous observons le plus fréquemment sur les chevaux de notre dépôt.

Mais il n'en est pas toujours ainsi, et la gourme n'a pas constamment cette bénignité ni cette marche régulière.

Les symptômes ont alors beaucoup d'intensité; l'animal est abattu; la tête est basse, pesante; la respiration difficile. Il y a chaleur de l'air expiré, toux, dyspnée. La difficulté de la respiration produit souvent le cornage aigu, qui, quelquefois, est porté au plus haut degré.

La bouche est brûlante et laisse échapper une bave visqueuse, filante. Les muqueuses du nez et de l'œil sont très-rouges; le pouls accéléré, fort, la peau brûlante. Le jetage est souvent sanguinolent, ou de couleur verdâtre et adhérent.

L'animal paraît être en proie aux plus vives douleurs. Il y a une fièvre intense, une toux pénible et fréquente. Des abcès se développent quelquefois sur différentes parties du corps, mais notamment à la tête, ou près de cette région.

Arrivée à ce degré d'intensité, la phlegmasie s'étend souvent de la pituitaire à la muqueuse du pharynx, du larynx et des bronches, et quelquefois, mais beaucoup plus rarement, aux poumons.

Dans ce cas, la marche de la maladie est lente, continue, et l'affection dure quelquefois des mois entiers, surtout si l'animal est d'un tempérament lymphatique.

Le travail morbide qui constitue cet état est très-pénible : le malade réclame les soins les plus attentifs, si l'on veut éviter une terminaison fâcheuse, et prévenir ces jetages sans fin, ces indurations sous la ganache, accompagnées souvent d'abcès fistuleux, de toux rebelles, etc.

Nous venons de dire que la gourme peut se compliquer de laryngite, de pharyngite, de bronchite et enfin de pneumonie.

De toutes ces complications, la plus commune, celle que nous observons le plus souvent, c'est l'angine laryngée et l'angine pharyngée.

Ces deux variétés d'angine existent presque toujours simultanément. Aussi, allons-nous les étudier comme ne formant qu'une seule et même complication de la gourme.

Lorsque cette complication existe, les symptômes ne diffèrent pas essentiellement de ceux que nous venons de décrire, ces diverses affections ayant d'ailleurs pour caractère commun ou dominant l'inflammation d'une membrane muqueuse.

Ainsi compliquée, elle ne diffère de l'angine simple que par une plus grande étendue des surfaces *malades*, une sensibilité plus vive, et, conséquemment, par l'importance majeure des organes que recouvrent ces surfaces.

La gorge est alors beaucoup plus sensible à la pression des doigts; il y a une constriction particulière de l'arrière-bouche :

la déglutition est très-difficile ou presque impossible, et surtout très-douloureuse.

L'animal a le cou tendu; il est comme *atteint de tétanos*. Cependant il cherche à avaler l'eau qu'on lui présente; il boit à petites gorgées, il hume, il tette, pour ainsi dire, pendant quelque temps, fait monter petit à petit une certaine quantité de liquide dans l'arrière-bouche, et avale ensuite subitement. Mais alors une partie de cette eau sort par le nez, à cause de la constriction complète du pharynx.

La bouche est remplie d'une bave épaisse, souvent de mauvaise odeur.

La dysphagie augmente de plus en plus. Les malades mâchent bien les aliments solides, mais ils ne peuvent les avaler.

L'inspiration est très-douloureuse, la respiration fréquente et pénible, souvent très-bruyante.

Le cornage aigu prend une intensité d'autant plus grande que la voie laissée au passage de l'air devient plus étroite, et la suffocation est souvent imminente.

L'animal a une toux rauque, forte et quinteuse; des mucosités abondantes sont rejetées par les narines. Les muqueuses apparentes sont couleur de feu. Des abcès se forment dans diverses parties de la tête. Les parotydes sont souvent soulevées par la formation d'abcès sous les poches gutturales.

L'engorgement de l'auge est souvent énorme; mais, dès qu'il est abcédé, le jetage augmente, les symptômes diminuent d'intensité, à moins toutefois qu'il ne se forme d'autres abcès sur les joues ou sur la région parotidienne, comme cela a lieu assez fréquemment.

Il y a quelques années, M. H. Bouley a fait connaître et a décrit, avec beaucoup de soin, une complication de la gourme, consistant dans une inflammation suraiguë de la membrane pituitaire accompagnée d'éruptions et d'altérations des vaisseaux lymphatiques par l'inflammation. Assez fréquemment, nous avons aussi observé cette sorte de complication de la gourme, qui offre généralement les symptômes suivants :

Frissons, soif, inappétence, faiblesse du pouls, sécheresse de la langue, etc.

Les lèvres et les ailes du nez se tuméfient, des boutons ayant toute l'apparence et la disposition de boutons de farcin, se montrent sur les lèvres et sur les joues.

Les narines deviennent le siége d'un écoulement purulent sanguiniforme, adhérant fortement aux ailes du nez et corrodant les parties avec lesquelles il se trouve en contact. Les pituitaires s'épaississent, se boursoufflent, deviennent de couleur violacée et se recouvrent de pétéchies.

Des ulcérations se montrent fréquemment à la partie inférieure de la cloison nasale.

La respiration devient difficile, pénible, les lèvres et les ailes du nez se tuméfient de plus en plus et sont très-douloureuses à la pression. Il se forme, dans leur épaisseur, comme des bosselures ou tumeurs phlegmoneuses, irrégulières, réunies en grappes serrées.

On observe fréquemment des sortes de chapelets, accusant l'inflammation des vaisseaux lymphatiques et offrant l'aspect de cordes farcineuses. Elles s'étendent sur les joues, sur le contour du bord postérieur du maxillaire inférieur et elles se terminent dans l'engorgement de l'auge.

Une multitude de petits boutons qui ne tardent pas à s'abcéder se montrent sur le trajet de ces cordes.

A ces boutons, espèces de nodosités, succèdent de petites plaies suppurantes, ayant l'aspect de plaies qui tendent à s'ulcérer, mais se cicatrisant néanmoins assez facilement.

Les tumeurs phlegmoneuses des lèvres se convertissent également en abcès, et la suppuration y est assez abondante.

Toutes ces plaies, semblent d'abord devenir ulcéreuses; mais elles se cicatrisent aussi très facilement, bien qu'elles soient souvent très larges, à cause d'un nombre infini de petites ouvertures, par lesquelles le pus s'échappe.

Après la cicatrisation de ces plaies, il se montre encore quelquefois des abcès considérables sous la région parotidienne.

L'angioleucite, au surplus, est si fréquente dans les établissements de remonte, que le vétérinaire, après avoir exercé quelque temps dans ces établissements, sait apprécier le peu de gravité de cette affection.

Nous avons dit que la gourme peut se compliquer aussi de bronchite et de maladie de poitrine (pneumonie ou pleuro-pneumonie).

Lorsqu'il y a complication de bronchite, aux symptômes de la gourme viennent se joindre des toux pénibles, quinteuses, sèches d'abord, puis s'accompagnant, au bout de quelques jours, d'expectoration muqueuse. Il y a alors fièvre, agitation des flancs; l'inspiration est moins large que l'expiration.

L'oreille, appliquée sur les parois thoraciques, perçoit un râle muqueux, dans les parties où l'air peut pénétrer; dans les autres, il y a absence du murmure respiratoire. Plus tard, quand la guérison se déclare, la toux devient grasse et l'expectoration facile.

Mais, si la terminaison ne doit pas être favorable, la dyspnée augmente, et la bronchite se complique de pneumonie, ou passe à l'état chronique.

La complication de pneumonie est une des plus graves; mais fort heureusement elle est excessivement rare chez nos chevaux. Je puis même affirmer que je n'ai perdu que deux chevaux atteints de la gourme compliquée de pneumonie.

Mais les choses ne tournent pas généralement ainsi chez les cultivateurs; souvent les gourmes de leurs jeunes poulains se compliquent d'angines graves et de maladies de poitrine. Aussi en meurt-il un grand nombre. Cela tient à ce que, chez la majorité de ces derniers, les gourmes sont très-mal soignées. Les poulains atteints de cette affection restent généralement sous des hangars mal abrités, où ils sont exposés à toutes les intempéries.

Lorsqu'il y a complication de pneumonie, on peut observer les symptômes propres à cette dernière affection : mais cette complication se produit souvent avec lenteur, et survient généralement d'une manière latente.

Si la gourme est intense, et, dans le cas qui nous occupe, elle l'est ordinairement, elle absorbe en quelque sorte les symptômes de la pneumonie à leur première apparition; de manière qu'en général, l'affection pulmonaire est déjà un peu avancée quand on s'aperçoit de son existence. Alors la toux est profonde, douloureuse, sèche dans le commencement de la maladie de poitrine; elle cesse tout à fait quand cette affection s'aggrave et qu'elle suit une marche funeste : l'expectoration, dans ce cas, donne en général un écoulement mêlé de stries sanguinolentes.

L'auscultation dénote l'absence du bruit respiratoire dans les parties malades du poumon : on entend le bruit supplémentaire dans les portions saines. Le pouls est accéléré, petit, souvent imperceptible ; on compte quatre-vingt-dix, cent et cent vingt pulsations par minute. On observe enfin tous les symptômes de la pneumonie, sur lesquels nous nous étendrons plus longuement, lorsque nous décrirons cette affection.

Il est bon d'ajouter que, quand la gourme se complique de pneumonie, cette dernière devient la maladie principale. Très-souvent, alors, le jetage et l'engorgement sous-glossien disparaissent, circonstance qui aggrave d'autant plus la maladie de poitrine.

On ne s'occupe d'ailleurs, dans ce cas, que de cette dernière, dès qu'on l'a reconnue.

TERMINAISON DE LA GOURME.

Les terminaisons que j'ai observées dans la gourme, sont : 1° la résolution ; 2° le passage à l'état chronique ; 3° la morve.

1° La terminaison par résolution est la plus ordinaire ; elle a très-souvent lieu par les seuls efforts de la nature.

On prévoit cette terminaison à la diminution de tous les symptômes. Le mucus nasal sécrété est moins abondant ; l'empâtement ou la tuméfaction de l'auge diminue dans la même proportion, et l'une et l'autre finissent par disparaître en une vingtaine de jours.

L'appétit et la gaieté reviennent, et l'animal est guéri.

C'est heureusement la terminaison la plus ordinaire et la plus fréquente.

2° Le passage de la gourme à l'état chronique s'observe aussi sur nos chevaux, assez rarement pourtant. Nous sommes quelquefois plus d'une année sans en voir un seul cas.

Règle générale. — Quand l'année a été pluvieuse, que la récolte des fourrages a été accompagnée de mauvais temps, que le foin a été mouillé, *délavé*, en quelque sorte ; quand la dessiccation des plantes n'a pas été complète, quand, en un mot, le fourrage a perdu une partie de ses propriétés toniques et nutritives, nous sommes certain, alors, de voir généralement la gourme parcourir plus lentement ses périodes, et, dans quelques cas, passer à l'état chronique, notamment chez les chevaux où le tempérament lymphatique est prédominant, ainsi que chez ceux qui, avant de nous être livrés, ont été exténués par le travail et par les privations, comme cela arrive assez souvent.

Quand la gourme est passée à l'état chronique, il faut des mois entiers pour en obtenir la guérison.

Cette terminaison constitue, en quelque sorte, une affection nouvelle, connue sous le nom de *catarrhe nasal chronique*. Il y a disparition totale du type inflammatoire, persistance du jetage, ordinairement par les deux naseaux. Le mucus rejeté est habituellement d'un blanc opaque, mais, quelquefois, demi-transparent.

Le poil est terne, piqué; l'animal a des allures moins vives; les membres s'engorgent; la cicatrisation des plaies de la ganache s'opère difficilement; des ulcères fistuleux s'y développent parfois, et sont entretenus par la constitution du sujet.

Il y a pâleur des muqueuses apparentes; l'animal est faible, maigre, la peau est adhérente aux tissus sous-jacents.

Les ganglions de l'auge sont ordinairement engorgés, mais moins adhérents que dans la morve.

Comme nous le verrons plus loin, la gourme chronique est souvent difficile à guérir. Les animaux qui en sont atteints sont longtemps à se refaire; le jetage et les engorgements sous-glossiens sont aussi très-tenaces et ne cèdent que difficilement au traitement qu'on y oppose. On pourrait, quand on n'a pas l'habitude de voir cette affection, la confondre quelquefois avec la morve chronique; mais, ce qui la distingue principalement de cette dernière, c'est d'abord qu'ici il n'y a jamais d'ulcérations ou de chancres sur la pituitaire, et qu'ensuite le sujet est généralement maladif, triste, maigre, etc.; les choses se passent autrement dans la morve.

3° Je n'ai vu que deux fois, depuis que j'exerce la médecine vétérinaire, la gourme se terminer par la morve.

Dans ce cas, heureusement fort rare, le mouvement fluxionnaire dont la tête est le siége dans la première de ces maladies se propage jusqu'à la membrane des sinus, et détermine dans l'une de leurs cavités la formation d'une collection purulente, qui doit devenir le point de départ d'un jetage intarissable.

Les vaisseaux lymphatiques de la muqueuse des cavités nasales, par suite de l'irritation à laquelle ils ont participé, tombent dans l'atonie et le relâchement. La fonction absorbante lymphatique est considérablement diminuée et devient insuffisante : aussi le mucus rejeté prend-il, à l'orifice des narines, une consistance visqueuse et collante.

Dans les deux cas dont nous venons de parler, la gourme avait été négligée, mal soignée, et avait duré fort longtemps. Les animaux atteints étaient, en outre, mal conformés et d'un tempérament lymphatique très-prononcé.

Il est inutile, je pense, de décrire les symptômes de la morve; ils sont malheureusement assez connus, et ils se montrent d'ailleurs les mêmes, que la morve soit spontanée ou qu'elle succède à la gourme ou à d'autres affections.

Je dois ajouter que c'est sur des chevaux de cultivateurs que j'ai observé ces deux cas de morve succédant à la gourme, et que je n'ai rien remarqué de semblable sur les chevaux de l'armée. MM. H. Bouley et Charlier ont pourtant observé fréquemment cette terminaison.

La majeure partie des vétérinaires qui ont traité de la gourme signalent encore les terminaisons par asphyxie, par le coryza gangréneux, et par la gangrène des poumons.

L'asphyxie peut avoir lieu quand la gourme se complique de laryngite. Nous devons pourtant dire que, fort heureusement, malgré le très-grand nombre de chevaux gourmeux que nous avons eu à traiter, nous avons été assez heureux pour ne jamais rencontrer ce genre de terminaison, que nous avons toujours évité par un traitement rationnel.

Nous en dirons autant de la terminaison par le coryza gangréneux et par la gangrène du poumon : nous ne l'avons *jamais observée*.

Nous avons vu, ainsi qu'il a été dit plus haut, la gourme se compliquer de pneumonie; mais cette dernière affection a suivi sa marche ordinaire.

Si cette terminaison s'observe quelquefois sur les chevaux des éleveurs, c'est presque toujours la faute de ces derniers, et c'est la suite de leur négligence et du traitement absurde qu'ils suivent à l'égard de leurs poulains gourmeux.

Je sais bien qu'on a écrit des théories magnifiques sur la terminaison par le coryza gangréneux. On a dit que l'inflammation de la muqueuse nasale étant très-forte, contraint les vaisseaux séreux à admettre la partie colorante du sang et la matière fibrineuse. Ces vaisseaux étant dilatés, déchirés, il en résulte un épanchement dans les mailles du tissu cellulaire, où ce fluide devient corps étranger.

Les vaisseaux lymphatiques ne suffisant plus pour transporter ce dernier dans le torrent circulaire, la putréfaction s'en empare, et la gangrène a lieu.

Ces faits sont parfaitement applicables au coryza gangréneux du bœuf; mais nous n'avons jamais observé cette maladie chez le cheval.

Il n'en est pas de même chez le premier. Le coryza spontané (il n'y a pas de coryza succédant à la gourme, puisque le bœuf, quoi qu'on en dise, n'est jamais atteint de la gourme) s'observe fréquemment chez cet animal, notamment dans les pays méridionaux.

J'ai vu plusieurs de ces animaux succomber aux suites du coryza gangréneux, malgré le traitement le plus énergique employé pour le combattre.

MM. Cruzel, vétérinaire à Grenade et Laborde, vétérinaire principal, ont, du reste, parfaitement décrit cette maladie, et fait connaitre le meilleur moyen de la combattre.

On a encore signalé la terminaison de la gourme par la gangrène des poumons: je ne l'ai jamais observée.

II

LÉSIONS PATHOLOGIQUES OBSERVÉES A L'AUTOPSIE.

J'ai peu de détails à donner sur cette question, relativement à la gourme, car, malgré les cas fréquents de cette maladie, qui se déclarent sur nos chevaux, nous ne perdons jamais un malade.

Pendant tout le temps que j'ai été attaché aux remontes, je n'ai eu à signaler que trois pertes. La première eut lieu à la suite d'une gourme compliquée d'angine gangréneuse; les deux autres à la suite de gourme compliquée de pneumonie.

Il n'en est pas de même chez les cultivateurs, comme nous l'avons déjà fait remarquer. Nous avons eu souvent à constater pour eux des mortalités, par suite de gourme compliquée d'angine et de maladie de poitrine, mais, nous le répétons, cela tient, en général, au peu de soins donnés à leurs chevaux, et surtout à ce qu'on les laisse exposés à toutes les intempéries.

L'autopsie faite sur le cheval que je perdis par suite de gourme compliquée d'angine gangréneuse, me montra les cavités nasales, les sinus, le pharynx et le larynx gorgés d'un sang noir; les membranes recouvrant ces organes, ainsi que celles de la trachée, étaient épaissies, ramollies et pénétrées de nombreuses ulcérations, principalement vers l'arrière-bouche; ces ulcérations offraient une teinte verdâtre, signe caractéristique de la gangrène.

Les trompes d'Eustache étaient envahies ; de nombreux abcès existaient dans les poches gutturales.

Les ganglions intermaxillaires étaient gonflés et très-rouges.

L'œsophage, à deux centimètres de son origine, était le siége d'une perforation à bords inégaux, flétris et gangrenés : cette ouverture aurait pu donner passage à un œuf de pigeon. Ni la poitrine, ni l'abdomen, n'offraient rien de particulier.

L'autopsie des deux chevaux qui ont succombé à une gourme, compliquée de maladie de poitrine, n'a offert aucune singularité dans la région de la tête. Tous les désordres existaient dans les poumons et les plèvres (la pneumonie s'était compliquée de pleurite).

Cela se conçoit aisément : la maladie de poitrine étant devenue la maladie principale, et étant plus forte que la gourme, avait agi en quelque sorte comme un dérivatif, et fait disparaître la maladie première.

Voici les lésions observées à l'autopsie :

Chez les deux sujets, les poumons étaient gorgés de sang noir et épais, On remarquait dans le parenchyme du poumon gauche, un grand nombre de tubercules, la plupart ramollis, et présentant une série de petits foyers purulents, distincts, remplis d'un liquide putrilagineux d'une odeur infecte. Les plèvres étaient épaisses et recouvertes de quelques pseudo-membranes. Les autres organes n'offraient rien de remarquable.

Les autopsies qu'il m'est arrivé de pratiquer chez les cultivateurs, sur les chevaux morts de gourme compliquée d'angine ou de maladie de poitrine, m'ont offert, à quelques exceptions près, les mêmes lésions.

J'ai rencontré souvent, dans les cas de complication d'angine, la membrane muqueuse du nez, du pharynx, du larynx et des autres parties de la bouche, décomposée, ramollie, détachée par lambeaux ou par plaques plus ou moins épaisses et étendues, formées par une pseudo-membrane développée à la surface.

La phlegmasie désorganisatrice a quelquefois porté ses ravages jusqu'aux bronches.

Enfin, dans le cas de complication de maladie de poitrine, les poumons sont souvent hépatisés, quelquefois ramollis; d'autres fois, ils offrent des tubercules semblables à ceux que je viens de décrire plus haut. Ces organes, ainsi que les plèvres, sont souvent partout adhérents.

III

RECHERCHER SI LA GOURME, AINSI QUE LES ALTÉRATIONS QU'ELLE LAISSE APRÈS ELLE, PEUT RÉELLEMENT PRÉDISPOSER A LA MORVE, OU MODIFIER LA CONSTITUTION DU CHEVAL, DE MANIÈRE A ABRÉGER SON TEMPS DE SERVICE OU SON EXISTENCE.

D'après ce que j'ai dit de la gourme et des essais infructueux uxquels je me suis livré pour la communiquer, il est bien positif que je ne redoute nullement cette affection sur nos chevaux, et que, d'après mon expérience, tant dans les régiments où j'ai servi que dans les établissements militaires auxquels j'ai été attaché jusqu'à ce jour, je n'ai jamais rien vu qui dût faire craindre cette affection sur les jeunes chevaux de l'armée.

Tout au contraire, d'après les faits exposés plus haut, je désirerais voir la gourme se développer sur tous nos chevaux, car, je le répète, je considère cette maladie comme préventive d'autres affections plus graves.

Depuis que j'ai reçu le programme des questions mises en concours, j'ai noté avec plus de soin, s'il est possible, tous les cas de gourme qui se sont déclarés.

J'ai surveillé avec la plus grande attention les chevaux qui ont été atteints de cette affection. Eh bien, pas un seul, depuis leur sortie de l'infirmerie jusqu'au moment de leur départ du dépôt, pas un seul, dis-je, n'a été atteint de maladie de poitrine.

Mais si cette dernière affection ne se montre presque jamais sur les sujets qui ont eu de la gourme, elle ne sévit que trop fréquemment sur les autres. Les maladies de poitrine sont toujours de beaucoup les plus nombreuses sur les chevaux de notre dépôt.

Ainsi, pour formuler actuellement une réponse définitive à cette partie de la question, je dis que, généralement, la gourme bien traitée ne prédispose pas à la morve, ni ne modifie la constitution du cheval, de manière à abréger son temps de service et son existence.

IV

FAIRE CONNAITRE LES CAUSES DE LA GOURME, ET RECHERCHER SI ELLES NE SE RENCONTRERAIENT PAS EN PARTIE DANS LES PRATIQUES SUIVIES PAR LES ÉLEVEURS POUR METTRE LES CHEVAUX EN ÉTAT D'ÊTRE VENDUS.

Il est peu d'affections qui aient réuni, ou du moins auxquelles on ait supposé un aussi grand nombre de causes, que celle dont nous nous occupons. Bien que cette maladie se développe avec la plus grande facilité et dans toutes les saisons, c'est dans les temps froids et principalement en hiver, qu'elle se déclare et sévit avec le plus d'intensité.

D'après plusieurs auteurs, Hurtrel, Moiroud et autres, la cause principale de la gourme serait la dentition. Ce travail, disent-ils, favorise beaucoup l'afflux du sang vers la tête. Ce qui le prouve, ajoutent ces vétérinaires, c'est que la gravité de la gourme est toujours en raison de la difficulté ou de la facilité avec laquelle s'opère la dentition.

D'autres vétérinaires au contraire, M. Mousis, par exemple pensent, contre l'opinion généralement reçue, que le travail de la dentition ne contribue en rien au développement de la gourme.

Les poulains bien soignés, bien nourris, disent ces auteurs, et logés à l'abri des influences atmosphériques, ne contractent pas la gourme, et cependant ils éprouvent les douleurs de la dentition.

D'autres vétérinaires, M. Charlier, notamment, signalent l'*acclimatement* comme cause principale, presque exclusive de la gourme, etc.

Toutes ces opinions me paraissent fort exagérées et trop exclusives. Il est certainement hors de doute que si la dentition n'est pas une cause déterminante de la gourme, elle y prédispose beaucoup les jeunes chevaux.

Quant à l'influence de l'émigration, comme cause presque unique du développement de la gourme, je vois, comme je viens de le dire, beaucoup d'exagération dans cette opinion, bien qu'elle soit aussi celle du savant vétérinaire Renault. Il n'est pas douteux que l'acclimatation n'ait une grande influence sur les jeunes chevaux ; mais les effets en sont généralement proportionnés à la différence de température ; ces effets sont, non pas absolument, mais, jusqu'à un certain point, subordonnés aux circonstances de nourriture, de travail, de régime, etc.

Peu sensible, ou même sans influence aucune sur la santé, quand l'émigration se fait dans le même climat, et que l'animal est soumis au même régime, aux mêmes habitudes, l'acclimatement produit, au contraire, un changement profond dans l'organisme, quand les habitudes sont changées.

Ainsi, il arrive souvent, dans le pays que j'habite. que tel cultivateur a des travaux pressants à faire, que sa culture est en retard, qu'il n'a pas de chevaux disponibles, etc.; il s'empresse alors d'acheter de jeunes chevaux de travail, pour accélérer ses labours; il les achète souvent à quelques kilomètres de chez lui, quelquefois chez des voisins. Or, si ces animaux, en arrivant chez leur nouveau maitre, sont soumis aux mêmes travaux que ceux qu'ils viennent de quitter, pas un ne sera atteint de la gourme. Si ces animaux, au contraire, viennent dans notre dépôt, n'eussent-ils franchi que deux kilomètres, ils payeront indubitablement leur tribut à cette affection; mais, plus fréquemment encore, ils auront à subir des maladies plus graves.

Les choses se passeraient de la même manière chez un autre acquéreur qui, au lieu de faire travailler ces animaux, les laisserait dans l'inaction.

Voilà dans quels cas s'exercent les nombreuses influences qui agissent simultanément dans le fait très-complexe de l'émigration; influences multiples, comme on le voit, et ne procédant pas du fait unique de l'émigration, ainsi que le prétendent quelques vétérinaires. Elles viennent du régime, de l'air, de l'exercice ou du repos, des habitations, etc.

La gourme se déclare, surtout avec la plus grande facilité, sur les poulains qui, après avoir été quelque temps à l'herbe, sont rentrés dans les écuries. Dans ce cas, y eût-il cent poulains, ils seront tous affectés presque en même temps.

Les cultivateurs savent si bien cela, que lorsqu'à la Toussaint (époque ordinaire de la rentrée à l'écurie), ils ramènent leurs poulains, ils se gardent de les enfermer.

Ils les laissent, au contraire, libres, sous des hangars mal abrités, ou dans la cour de la ferme. La gourme alors est beaucoup plus rare.

Ce n'est pas du reste, soit dit en passant, ce que les cultivateurs font de mieux. Sous prétexte de préserver leurs chevaux de la gourme, ils les laissent passer l'hiver exposés à toutes les intempéries. Là, ces animaux subissent l'influence des temps pluvieux, des nuits froides et humides, et contractent ainsi des maladies de poitrine, qui en enlèvent un grand nombre.

En traitant des causes des maladies de poitrine, je m'étendra longuement sur ce sujet. Je prendrai le poulain à sa naissance, et le suivrai jusqu'à l'époque où il est livré aux remontes.

Une circonstance assez remarquable, c'est que ce développement si facile, si fréquent de la gourme sur les jeunes poulains, quand on les sort des herbages et qu'on les rentre à l'écurie, ne s'observe presque pas sur les chevaux d'un âge plus avancé. Ainsi nous mettons tous les ans plusieurs chevaux de notre dépôt au vert en liberté; et quand nous les rentrons dans nos écuries, aucun de ces animaux n'est atteint de la gourme.

Ce fait est en harmonie avec ce que dit Barthélemy aîné, de l'influence de l'émigration. Cette dernière n'a d'action que sur l'organisation des poulains : « S'il en était autrement, ajoute « ce vétérinaire, les chevaux d'un régiment seraient atteints de « la gourme après chaque changement de garnison. »

M. H. Bouley, dans sa dissertation sur la gourme, dit, en parlant des causes de cette maladie, qu'elle est due en partie à l'état polyhémique de l'individu, état déterminé le plus souvent par une bonne nourriture.

Mais nous pouvons affirmer que la gourme attaque indistinctement les jeunes chevaux débilités, mal nourris, amaigris par les privations, les fatigues prématurées; c'est même chez eux qu'on observe la gourme à laquelle on a donné le nom d'adynamique ou asthénique.

Delafond fait observer aussi que c'est dans la saison froide, et surtout quand les aliments sont de mauvaise qualité et donnés avec parcimonie, qu'on rencontre le plus de gourmeux. Ainsi, d'après ce savant praticien, une nourriture insuffisante ou altérée, et les changements brusques de température, doivent être regardés comme une des principales causes de la gourme.

On voit que cette opinion est opposée à celle de M. H. Bouley.

Nous n'en finirions pas, du reste, si nous voulions rapporter les nombreuses causes auxquelles on attribue le développement de la gourme. Nous dirons que cette maladie peut se développer sous l'influence de toutes les causes susceptibles de déterminer les phlegmasies catarrhales en général.

La disposition anatomique, et en outre, l'excessive sensibilité de la muqueuse nasale, toujours en rapport direct avec l'air atmosphérique et tout ce qu'il contient, sont encore des causes toutes particulières de cette maladie.

Mais la cause qui a le plus d'influence sur le développement de cette maladie chez les jeunes chevaux est, comme nous l'avons dit, l'acclimatement, et, pour que cette influence ait son effet, il n'est certes pas nécessaire que le changement de résidence s'opère à de grandes distances.

Comme je viens de le mentionner, nous recevons dans notre dépôt des chevaux qui ne viennent que de quelques kilomètres. Ces animaux n'en sont pas moins pris de la gourme, souvent peu de jours après leur arrivée dans nos écuries, et cela, malgré les soins minutieux et le régime prophylactique mis en usage pendant plusieurs jours après l'arrivée de ces jeunes chevaux, pour empêcher, non la gourme, mais les maladies de poitrine.

Le développement de la gourme sur les chevaux que nous recevons, et qui viennent souvent d'écuries voisines du dépôt, doit être attribué aux effets du changement d'habitudes, de localité, au repos, à l'agglomération succédant à l'isolement, à une habitation différente, au régime général, etc.

Nous avons dit que la gourme attaque indistinctement les chevaux maigres comme ceux qui sont gras et en bon état. Il doit découler naturellement de notre proposition que, relativement à la gourme, nous n'attachons pas grande importance à l'état d'embonpoint du sujet qui nous est livré, c'est-à-dire la *préparation à la vente* n'influe pas, suivant nous, d'une manière particulière sur le développement de la gourme.

Loin de là, nous avons fort souvent remarqué que cette préparation, cet engraissement avant la vente, détermine un état pléthorique si anormal, que les chevaux chez lesquels on l'observe sont toujours, ou presque toujours, atteints subitement, violemment d'affections beaucoup plus graves que la gourme, telle que la pleuro-pneumonie, la pneumonie, l'apoplexie pulmonaire, etc.

Cet état d'engraissement a été obtenu par des moyens trop artificiels, si je puis ainsi parler, pour que, à la suite d'un traitement si peu hygiénique, il ne se déclare qu'une maladie aussi naturelle, aussi bénigne que l'est généralement la gourme.

Je pourrais citer de nombreux exemples, et prouver que l'engraissement, avant la vente, au lieu d'être une cause de gourme sur nos jeunes chevaux, empêche, au contraire, fort souvent cette maladie de se déclarer; et, comme *presque tous* ces chevaux paient un tribut maladif peu de temps après leur arrivée dans nos écuries, lorsque ce n'est pas la gourme qui sévit sur eux, c'est toujours une affection de poitrine ordinairement très-violente.

Dirai-je encore que M. Charlier attribue le développement de la gourme à une infinité de causes que nous n'observons jamais dans notre dépôt? Tels sont les gaz impurs et les miasmes respirés; la poussière âcre des aliments poudreux et celle des grandes routes; les émanations irritantes qui s'échappent du corps et des poumons d'un cheval affecté de coryza, de catarrhe gourmeux; les boissons crues données à satiété quand les chevaux sont en sueur, etc.

Ces cas lui paraissent autant de *causes directes* de la maladie; il appelle *causes indirectes* le travail prématuré pour les poulains; les fatigues inaccoutumées pour les chevaux adultes; l'usage des fourrages nouveaux; la difficulté de la mastication pour les jeunes chevaux; le travail pénible de la dentition; enfin l'émigration.

Ainsi que le reconnaît cet auteur, cette dernière cause est prépondérante.

Quant à toutes les autres causes énumérées par M. Charlier, elles appartiennent aussi bien à d'autres maladies qu'à la gourme. Ainsi, on n'observe jamais, dans les dépôts de remonte ni dans aucun établissement militaire, la majeure partie des causes qu'il signale comme directes, et pourtant les cas de gourme ne manquent pas..... Dans le plus petit dépôt de remonte, on observe plus de gourmeux en quinze jours qu'un vétérinaire civil n'en rencontre peut-être dans une année.

Mais, comme je l'ai fait observer, il n'y a pas de maladie à laquelle ait été assigné un aussi grand nombre de causes qu'à la gourme. J'ajouterai néanmoins que, malgré toutes les causes multiples auxquelles on en attribue le développement, la gourme naît souvent sans qu'on puisse lui assigner une cause positive.

V

ON PROPOSERA, D'APRÈS L'ÉTIOLOGIE ET L'EXPÉRIENCE, LE TRAITEMENT PROPHYLACTIQUE LE PLUS CONVENABLE POUR LA GOURME.

Il n'est pas toujours facile, même avec un régime convenable, de prévenir ou d'empêcher le développement de la gourme. Du reste, autant nous serions heureux et jaloux de pouvoir prévenir les affections des organes pectoraux, si fréquentes dans notre établissement, autant nous voudrions voir les cas de gourme se multiplier, parce que, je le répète encore, j'ai la conviction que si nos chevaux devenaient gourmeux à leur arrivée dans nos écuries, nous n'aurions presque point de maladies de poitrine, ou du moins ces dernières seraient beaucoup moins fréquentes.

Je m'étendrai longuement sur le traitement prophylactique le plus convenable pour prévenir ou empêcher les maladies de poitrine, lorsque je serai arrivé à cette partie de la question ; mais quant à la gourme, je ne me lasserai pas de répéter que, loin de la prévenir, nous voudrions la voir se développer sur tous nos chevaux nouvellement admis.

VI

ON FERA CONNAITRE LES MÉDICATIONS CURATIVES QU'ON AURA MISES EN USAGE; LES RÉSULTATS OBTENUS, MÊME PAR LA MÉDECINE EXPECTANTE, SI ELLE A ÉTÉ EXPÉRIMENTÉE, ET L'ON INDIQUERA LA MÉTHODE QUE L'ON SUPPOSE DEVOIR ÊTRE PRÉFÉRÉE.

Dans le plus grand nombre des cas de gourme qui attaquent nos jeunes chevaux, nous n'avons presque aucun traitement à opposer. Cette affection est habituellement si simple, elle suit une marche si régulière, que nous nous gardons bien d'en entraver le cours par l'emploi de médicaments souvent plus nuisibles qu'utiles. Un bon régime, une température convenable, l'usage de couvertures, l'administration de la paille et de la farine d'orge pour nourriture pendant les premiers jours de la maladie, tels sont les moyens auxquels nous recourons habituellement dans les gourmes simples.

On ajoute à cela quelques lavements à l'eau blanche, on recouvre avec une peau de mouton ou d'agneau, la laine tournée en dedans, l'engorgement qui se forme sous l'auge, afin de préserver cette partie du contact de l'air froid.

Pour accélérer le jetage, le moyen le meilleur est de faire, sous le nez, des fumigations adoucissantes légèrement tièdes. Nous avons, dans ce but, fait fabriquer une vingtaine de *musettes* à fumigations; elles sont confectionnées de manière à tenir d'elles-mêmes à la tête du cheval; elles enveloppent cette partie jusque sur le chanfrein. Elles sont pourvues de deux ouvertures : l'une, très-grande, pour que la partie inférieure de la tête de l'animal puisse entrer librement; l'autre ouverture est faite en forme d'entonnoir et s'applique à la partie antérieure de la tête. Elle sert à donner un libre passage à l'air nécessaire à la respiration et à faciliter cet acte. On met trois ou quatre poignées de son dans la *musette*, puis on la trempe pendant quelque temps dans de l'eau chaude. Il s'en échappe alors une quantité assez considérable de vapeurs émollientes, qui sont aspirées par l'animal.

On peut, quand on veut prolonger la durée de cette exhalaison de vapeurs, verser de temps à autre de l'eau chaude par l'ouverture infundibuliforme. Il faut surtout prendre garde que l'eau dans laquelle on trempe la musette ne soit pas trop chaude, car l'animal, cherchant quelquefois à manger le son, pourrait se brûler les lèvres.

Nous employons ces fumigations, non-seulement dans toutes les affections catarrhales, mais aussi dans les maladies de poitrine. Je puis affirmer que c'est un moyen excellent.

Quand la tumeur de l'auge est en maturité, on l'ouvre avec le bistouri. Il faut avoir soin, dans ce cas, d'ouvrir largement ces abcès : la matière s'écoule plus facilement et la cicatrisation s'opère plus vite, tandis que, si la tumeur s'abcède d'elle-même, ou si l'on ne pratique qu'une petite ouverture, la suppuration se prolonge, et il se forme quelquefois de petites fistules et des indurations qui persistent souvent très-longtemps.

J'ai vu plusieurs chevaux dans ce cas, surtout chez les cultivateurs qui, habituellement, abandonnent leurs chevaux gourmeux aux seuls efforts de la nature. Il survient quelquefois alors une véritable fistule, que l'on guérit facilement, du reste, en agrandissant l'ouverture et en pansant la plaie qui en résulte, avec de la teinture d'aloès. On frictionne habituellement avec l'onguent populeum les tumeurs gourmeuses de l'auge qui tendent à s'abcéder, et l'on applique de l'onguent vésicatoire sur celles qui sont indurées ou qui ne s'abcèdent pas facilement.

Lorsque les symptômes inflammatoires de la gourme sont plus violents, que l'animal est abattu, triste, que la respiration est difficile, que la conjonctive et la pituitaire sont injectées, très-rouges, etc., qu'il y a état fébrile enfin, on ne doit pas hésiter, dans ce cas, à pratiquer une légère saignée.

Depuis plus de quinze ans, nous employons ce traitement dans la gourme intense et fortement inflammatoire. Ce moyen nous réussit toujours; il diminue l'inflammation assez rapidement. En outre, l'évacuation sanguine rend le flux nasal plus abondant, plus libre et plus précoce. Si, malgré cette petite saignée, ce flux s'établit difficilement, on passe alors deux sétons animés au poitrail.

On ajoute à ces moyens la diète blanche, les lavements émollients et les fumigations émollientes dont nous venons de parler. Nous donnons souvent du sulfate de soude dissous dans de l'eau préparée avec de la farine d'orge. Ce sel, le plus économique, est aussi un des meilleurs des sels neutres purgatifs. Lorsqu'il y a toux, nous donnons des boissons miellées et des électuaires de même nature. Lorsque la gourme se complique de laryngite et de pharyngite suraiguës, avec bave abondante, agitation des flancs, difficulté de respirer, cornage aigu, gonflement des parotides et de la gorge, pouls plein, etc., l'application d'un vésicatoire fortement animé sous la gorge et sur la parotide, nous réussit constamment. Nous n'avons jamais été dans l'obligation de pratiquer la trachéotomie, dans le cas même où la suffocation paraissait très-prochaine.

Quelques heures après l'application du dérivatif, le râlement cesse souvent avec une promptitude surprenante. Je pourrais citer des cas nombreux, où la suffocation semblait imminente, et où l'application d'un vésicatoire a suffi pour faire disparaître ce symptôme alarmant.

Ce n'est certes pas que je considère la trachéotomie comme une opération grave; toutefois, quand on la pratique sur une jeune bête irritable, les mouvements désordonnés auxquels se livre l'animal ne peuvent qu'aggraver l'inflammation et augmenter la difficulté de respirer. J'ai vu, un jour, un cheval d'une irritabilité excessive, tomber asphyxié entre les mains d'un habile vétérinaire et ne plus se relever.

Je sais bien que c'est un cas exceptionnel, mais, le fait est arrivé; qu'on veuille par exemple pratiquer la trachéotomie sur les jeunes chevaux qui ne sont jamais rentrés à l'écurie, et qui, quelque malades qu'ils soient, fuient l'approche de l'homme et s'échappent dans tous les sens quand on veut les prendre, je défie, dans ce cas, de faire cette opération sans exposer l'animal aux plus graves dangers.

Aussi cette dernière ne peut être considérée que comme un moyen extrême, auquel on ne doit avoir recours que lorsque l'inflammation suraiguë n'a pas été combattue dès l'origine avec assez d'énergie.

Quand la gourme se complique de bronchite, le traitement est à peu près le même que dans les gourmes intenses, les fumigations émollientes, les sétons au poitrail, le régime blanc miellé, etc., suffisent toujours pour amener la guérison. Dans les complications de pneumonie et de pleuro-pneumonie, on met en usage la médication énergique employée contre ces affections, et que nous ferons connaitre en traitant spécialement de ces dernières.

Lorsqu'il y a angioleucite, on ajoute aux moyens ordinaires employés contre les gourmes intenses, une onction de populeum sur les boutons de la face. Quand ceux-ci sont en maturité, on les ouvre avec un bistouri. On panse les plaies pendant quelques jours avec la teinture d'aloès. J'ai quelquefois été obligé de cautériser ces petites plaies, avec le cautère actuel, puis on applique simplement de l'étoupe hachée. Ces moyens suffisent pour amener la cicatrisation. Dans l'état chronique de la gourme, on emploie d'abord une nourriture choisie et variée : foin, sainfoin, avoine, un bon pansage, l'usage de couvertures, et des promenades fréquentes quand il fait beau. S'il y a induration des ganglions de l'auge, on fait des applications réitérées d'onguent vésicatoire animé.

Quant aux jetages chroniques qui accompagnent quelquefois ces indurations, mais qui souvent existent sans elles, nous les combattons avec grand succès par l'administration de l'émétique, à la dose de 25 à 30 grammes, le matin, à jeun, après avoir incorporé le remède dans du miel. Ce moyen nous a constamment réussi; je le considère même comme un spécifique dans les jetages gourmeux, dans le catarrhe nasal chronique. Avec cette médication, on n'a nullement besoin de recourir à l'emploi des sétons, des vésicatoires sur le chanfrein, des purgatifs, des diurétiques, etc. Je pourrais citer plus de quatre cents guérisons obtenues par ce moyen.

A la suite de l'émétique administré, il y a quelquefois un peu de tristesse; souvent un léger dégoût et quelques frissons; mais ces symptômes disparaissent vite et ne s'observent d'ailleurs que chez les chevaux irritables. Je ne les ai jamais remarqués chez les individus à tempérament lymphatique, ou qui, sans l'être, sont d'origine commune.

Voilà les traitements qui, généralement, conviennent le mieux (au moins d'après mon expérience) dans les divers cas de gourme. Mais, comme nous l'avons fait observer déjà, la gourme ne réclame, le plus souvent, *aucune médication*, si ce n'est l'ouverture des abcès gourmeux, ouverture qu'il faut toujours pratiquer, puis le pansement convenable des plaies qui en résultent.

J'emploie d'ailleurs, dans la majorité des cas, la médecine expectante, et elle suffit ordinairement, à l'aide d'un régime convenable, pour guérir cette maladie, dont quelques vétérinaires ont, bien à tort, exagéré la gravité outre mesure.

J'oubliais de dire que je supprime le moins longtemps possible la ration d'avoine.

VII

DE LA PLEURÉSIE, DE LA PNEUMONIE ET DE LA PLEURO-PNEUMONIE DANS LES JEUNES CHEVAUX.

Nous avons exposé, je le crois du moins, tout ce qui est relatif à la gourme. Nous allons parler maintenant d'affections autrement importantes, autrement graves que celle dont nous venons de nous occuper.

Comme je l'ai déjà fait observer, les maladies de la poitrine forment toujours la majorité de celles qui attaquent les chevaux de notre dépôt; elles y sont même extrêmement fréquentes, et quelquefois d'une violence extraordinaire.

La fréquence et l'intensité de ces affections ne doivent nullement surprendre : car, lorsque nous en étudierons les causes, nous verrons combien celles-ci sont puissantes.

Non-seulement, en effet, nos jeunes chevaux ont à lutter contre les influences fâcheuses des changements de localités, de nourriture et d'habitudes, et contre l'humidité qui règne ici presque continuellement; mais l'élève et l'éducation de ces animaux se font d'une manière si peu rationnelle, que plusieurs portent, en entrant dans notre dépôt, le germe de maladies souvent très-graves.

Comme nous le verrons plus loin, chez les cultivateurs les chevaux font un travail au-dessus de leur force, et la nourriture leur est donnée avec parcimonie.

A ces causes d'épuisement, ajoutons l'engraissement anti-hygiénique auquel sont soumis ces animaux avant de nous être livrés, et avec quels aliments!

En conséquence de ce détestable régime, ces chevaux engraissent vite et beaucoup; mais ils sont, par là même, prédisposés aux congestions sanguines, qui se développent par la plus faible cause et se portent de préférence sur les poumons, cela, pour trois raisons principales : la première, c'est l'état pléthorique dans lequel se trouvent ces jeunes animaux; la deuxième, c'est qu'à cet âge, ces organes fonctionnent fort activement; la troisième enfin, c'est que, le plus souvent, l'un de ces derniers, conservant des traces d'anciennes maladies, l'autre est obligé de fonctionner davantage, pour fournir l'oxygène nécessaire à l'hématose du sang veineux; et ce surcroît d'activité faisant affluer le sang vers cette partie, la congestion s'y développe.

A cet état de prédisposition, viennent s'adjoindre l'impression directe de l'air vital sur les organes de la respiration, et les refroidissements de la peau, produits par le contact immédiat d'un air froid et humide. Nous trouverons là, certes, bien des causes occasionnelles, capables de déterminer des affections de poitrine, chez des sujets qui y sont déjà si fortement prédisposés ; car cette influence de l'air ne s'exerce pas seulement par la voie de la respiration, mais, comme je viens de le dire, par l'organe cutané, exposé, aussi bien que les poumons, aux impressions du fluide qui nous entoure, et doué, comme eux, d'une sensibilité peut-être moins exquise, mais toujours très-prononcée.

Les refroidissements de la peau jouant un rôle très-actif dans le développement des affections pulmonaires, nous allons entrer dans quelques considérations sur cette enveloppe et sur sa manière d'agir.

La peau est un corps organique, très-susceptible de recevoir des impressions, et très-propre à les transmettre, par des irradiations nerveuses, aux parties avec lesquelles il correspond.

Douée d'une sensibilité si développée, cette enveloppe pourrait-elle être impassible à l'action de l'air, lorsque les poumons en sont si fortement affectés?

L'un et l'autre de ces organes sont pourvus de canaux excréteurs, susceptibles de contractions; l'un et l'autre rendent à l'atmosphère, sous la forme de vapeurs et de fluides gazeux, les humeurs les plus excrémentitielles, les plus atténuées; l'un et l'autre sont munis de pores absorbants propres à pomper, dans le fluide environnant, les principes qui peuvent ou qui doivent pénétrer dans l'intérieur.

Ainsi, sous le rapport des sensations, on pourrait soutenir avec fondement qu'il n'est aucun organe sur lequel tant de causes diverses puissent agir et produire des effets plus variés, selon que cette action a plus ou moins d'intensité. Or, quoi de plus divers que les impressions produites sur la peau par les vicissitudes atmosphériques?

Une température vernale semble y donner plus de souplesse, en ouvrir mollement les pores, tandis qu'un froid rigoureux en contracte les fibres, et ne l'affecte, en quelque sorte, que d'un sentiment pénible d'engourdissement et de malaise; le poil se hérisse, et toutes les fois, en un mot, que l'état de l'atmosphère change notablement et d'une manière brusque, la peau, chez les animaux comme chez l'homme, présente les signes révélateurs d'une sensation plus ou moins prononcée.

Nous avons vu la peau exercer évidemment une action organique, et se modifier diversement selon les impressions auxquelles elle est soumise.

Considérons-la maintenant sous le rapport des sécrétions qu'elle fournit, et relativement aux variations qu'elle éprouve dans ses fonctions, en raison des diverses températures qui agissent sur elle.

Sanctorius, médecin de Padoue, est le premier qui, dans le commencement du dix-septième siècle, ait fait connaître combien est considérable l'évacuation qui s'opère journellement par les pores de la peau chez l'homme. Les aphorismes qu'il nous a laissés sur cette matière, et qui ne sont, à proprement parler, que les corollaires d'expériences suivies avec exactitude pendant quinze ans, ne peuvent être trop médités.

On y voit que cette excrétion, de beaucoup supérieure à toutes les autres réunies, ne peut éprouver de diminution notable sans qu'il en résulte des accidents à l'intérieur.

Après Sanctorius, Keill, en Angleterre, Gœrther, en Hollande, Robinson, en Irlande, et enfin l'immortel Lavoisier, qui a cherché à porter dans cet examen l'exactitude rigoureuse qui caractérise ses expériences, ont pleinement confirmé cette importante fonction de la peau.

Eh bien, un froid subit et humide, un courant d'air un peu violent, vient-il à frapper la peau dans un état de transpiration, même insensible, il y aura reflux de l'humeur transpirable vers les organes internes, et principalement vers les organes pectoraux. Sous cette fâcheuse influence, les fibres du tissu cutané se détendent en quelque sorte, et tombent dans une inertie momentanée.

Il y a répercussion à l'intérieur, et les organes internes, faisant alors l'office de dérivatifs, attirent vers eux le sang qui s'était porté à la circonférence.

Enfin, il existe une autre propriété importante de l'organe cutané : c'est la faculté qu'il a d'*exhaler* et d'*aspirer*, si l'on peut s'exprimer ainsi, divers fluides répandus dans l'atmosphère.

Cette faculté aspirante de la peau, faculté qui est, en quelque sorte, un nouvel attribut de son organisme, n'est, depuis fort longtemps, l'objet d'aucun doute.

Ne serait-ce pas par l'absorption des miasmes souvent contenus dans l'air que cette fonction devient quelquefois la cause de maladies accompagnées d'altération du sang, maladies dont la cause, du moins dans la majorité des cas, ne laisse de trace nulle part?

A l'appui de cette opinion, un peu hasardée peut-être, nous dirons que le célèbre Hippocrate fait observer que l'air est très-souvent nuisible, quoiqu'il soit si nécessaire. Les maladies, selon cet observateur, peuvent toutes provenir des causes extérieures, et les épidémies, dit-il, sont causées par la constitution du temps et par les variations de l'air, pendant les saisons qui ont précédé.

Il n'est donc pas étonnant que les viscères de la poitrine soient de préférence affectés par les impressions venant d'un air froid et humide : *c'est l'effet du double commerce qu'ils entretiennent avec l'air*, disaient les anciens....

Ces considérations posées, passons à la description des affections de poitrine.

VIII

DE LA PLEURÉSIE.

On connaît, sous le nom de pleurésie, de pleurite, une phlegmasie de la membrane séreuse appelée plèvre.

La plèvre tapisse les parois internes de la cavité thoracique, se replie sur les poumons, et les recouvre ainsi que la face pectorale du diaphragme. La surface interne de cette membrane est en contact avec elle-même, et la surface externe forme diverses sortes d'adhérences.

La face interne de la plèvre laisse apercevoir des villosités extrêmement ténues; ces villosités formées par des prolongements vasculaires, se présentent, dans l'état pathologique, sous la forme de globules rouges. La plèvre, non plus que les autres membranes séreuses, n'a point de nerfs, ou du moins on ne peut pas les y suivre.

Les vaisseaux en sont blancs, transparents, et n'admettent que la partie séreuse du sang. C'est dans l'état pathologique seulement que la partie rouge de ce fluide paraît circuler dans ces vaisseaux.

Plusieurs médecins ont avancé que l'inflammation dont les séreuses sont atteintes a son siége dans le tissu cellulaire sous-séreux; c'est une très-grande erreur : car dans la pleurésie, c'est toujours le tissu de la membrane elle-même qui est primitivement attaqué. Seulement, l'inflammation des plèvres se communique facilement au tissu pulmonaire, par l'intermédiaire du tissu cellulaire sous-séreux et interlobulaire. Dans tous les cas, nous dirons que les inflammations des membranes séreuses, notamment celles des cavités splanchniques, et en particulier celle de la plèvre, sont très-graves et très-fréquentes chez le cheval, à cause de la disposition anatomique de cette membrane. En effet, si, chez la plupart des animaux, comme chez l'homme, les deux sacs des plèvres sont distincts l'un de l'autre et ne communiquent point ensemble, chez le cheval, au contraire, le médiastin offre une multitude d'ouvertures plus ou moins régulières, qui établissent une communication directe entre les deux cavités pleurales. Cette disposition explique la gravité des hydrothorax chez ce dernier, l'épanchement se portant d'un sac pleural dans le sac pleural opposé.

C'est depuis quelques années seulement, et principalement depuis les travaux de MM. Delafond et Leblanc, qui ont suivi Laënnec, en ce qui concerne le diagnostic des maladies des plèvres, que les signes qui peuvent faire distinguer l'inflammation de ces dernières de l'inflammation du parenchyme pulmonaire, ont été indiqués d'une manière assez précise sur les animaux. Nous devons dire, pourtant, que deux vétérinaires, MM. Dandrieu et Olivier, ont appliqué l'auscultation immédiate, avant MM. Delafond et Leblanc; et que Dupuy avait déjà commencé ses observations en 1824; on peut même dire que Dupuy a guidé Delafond.

Des recherches d'anatomie pathologique ont prouvé que si la pleurésie se complique souvent de la pneumonie, elle peut aussi exister indépendamment de cette dernière; mais, il faut le dire, cette circonstance se présente *très-rarement.*

Les anciens hippiatres ont nommé cette maladie *courbature*, et nous ont rapporté des recettes bizarres et compliquées, sans pouvoir, comme les anciens médecins, arriver à établir une distinction tranchée entre elle et la pneumonie; plusieurs même ont avancé qu'il était impossible d'obtenir des signes certains qui pussent faire distinguer ces deux maladies.

Du reste, ainsi que nous l'avons fait observer, avant les études de Laënnec sur l'auscultation et la percussion du thorax, on n'était pas plus avancé en médecine humaine qu'en médecine vétérinaire sur le point de savoir si, dans une maladie de poitrine, c'était la plèvre ou le poumon qui était malade. Mais, je le répète, c'est surtout à Delafond, que la médecine vétérinaire est redevable de laconnaissance des signes qui peuvent faire distinguer ces deux affections. Honneur soit donc rendu à la mémoire de ce savant praticien, qui a tant fait d'ailleurs pour la médecine vétérinaire pratique.

Malgré tous ces travaux et ces belles découvertes, nous, qui sommes en position d'observer annuellement un nombre *considérable* de maladies de poitrine, nous affirmons de nouveau que la pleurésie spontanée, simple, existe très-rarement seule. C'est à peine si on l'observe deux ou trois fois sur cent.

Du reste, lorsque Delafond fit des expériences sur le diagnostic de cette maladie, il fut obligé de la développer sur des sujets en bonne santé, parce que l'inflammation pleurale simple, disait-il, est rare, et qu'il n'avait pas eu l'occasion d'explorer la poitrine d'un grand nombre d'animaux affectés d'une pleurite encore à son début, etc.

Quoi qu'il en soit, nous allons tracer l'historique de cette maladie, et la faire connaître sous toutes ses faces.

Définition. — La pleurésie est une inflammation des plèvres, se terminant fréquemment par épanchement, et caractérisée par la vitesse de la respiration, par une toux sèche, sans expectoration, par une inspiration courte et entrecoupée, par la douleur qu'éprouve l'animal, quand on lui percute la poitrine, et par un pouls dur et serré.

Cette maladie se manifeste de diverses manières, suivant l'étendue et le siége de l'inflammation. Tantôt celle-ci envahit à la fois la plèvre costale, la pulmonaire, et même le médiastin ; d'autres fois il n'y a qu'une partie des plèvres qui soit malade ; mais, le plus souvent, les deux plèvres sont attaquées à la fois, et la maladie constitue ce que l'on appelle une pleurésie double. Comme nous le verrons, l'une de ces membranes se présente toujours, à l'autopsie, plus malade que l'autre. Mais, toutes les fois que la plèvre pulmonaire participe à l'inflammation, cette inflammation envahit bien vite le parenchyme pulmonaire.

Symptômes. — Malgré tout ce qu'on a écrit pour nous éclairer sur la différence des symptômes manifestés par les maladies aiguës de la poitrine, et bien qu'on puisse reconnaître des caractères particuliers à chacune de ces affections, plusieurs de ceux qui s'observent dans la pleurésie peuvent encore être facilement confondus avec ceux de la pneumonie et ceux de la pleuro-pneumonie.

Habitude extérieure. — L'animal est dans un état d'abattement, d'anxiété et de malaise extraordinaires. Il y a tristesse, tremblements partiels, quelquefois généraux. Dans quelques cas, mouvements coliquatifs au début de la maladie ; raideur des mouvements. L'animal s'éloigne de la mangeoire ; d'autres fois il y porte la tête sans l'y appuyer ; le poil est terne, piqué ; il y a inappétence. A ces symptômes succède souvent une élévation de température à la peau, parfois cette chaleur est accompagnée de sueurs générales ou partielles ; dans ce dernier cas, c'est aux flancs, ainsi qu'à la face interne des cuisses, qu'a lieu cette transpiration. Les parois thoraciques se montrent très-sensibles à la percussion. Cette sensibilité du thorax est, comme le dit avec raison Hurtrel, un des signes pathognomoniques de la pleurésie; station pénible, ainsi que le décubitus.

La percussion indique toujours une résonnance bien distincte. Mais la pleurite est surtout caractérisée par l'écartement des membres antérieurs et l'immobilité presque absolue du malade.

Appareil respiratoire. — Respiration fréquente, douloureuse, irrégulière. Inspiration très-courte, très-pénible, entrecoupée. Expiration plus lente, plus grande, plus prolongée. Les côtes s'élèvent avec la plus grande difficulté. Il y a alors tiraillement de la plèvre costale et augmentation de la douleur. Les hypocondres sont *rétractés* ; les naseaux sont dilatés.

L'air expiré est ordinairement à la même température que dans l'état de santé. La toux est rare dans le principe, toujours faible et quinteuse; elle est comme avortée et sans expectoration.

En auscultant la poitrine, on entend généralement, au début de la maladie, un murmure respiratoire confus, qui ne tarde pas à devenir fort dans toute l'étendue des deux poumons, et qui diminue ou devient très-faible, lorsque la maladie se complique d'épanchement. Le râle crépitant n'existe jamais dans le principe ; il ne survient que quand l'inflammation des plèvres se transmet au tissu pulmonaire.

Appareil digestif. — Bouche sèche, appétit nul; le malade pourtant cherche généralement à boire l'eau blanche qu'on lui présente. Les digestions sont troublées ; les déjections ainsi que les urines sont rares.

Appareil circulatoire. — Pouls fréquent, concentré, dur, petit et quelquefois inexplorable ; il varie de soixante à quatre-vingts et à cent pulsations par minute. Les muqueuses apparentes sont généralement injectées, etc.

Le diagnostic est assez difficile à établir. Cette affection ne peut quelquefois être distinguée de la pneumonie, avec laquelle elle se complique presque toujours. Aussi, quand même, dans le début, les symptômes sont distincts, ils finissent presque toujours par se confondre et se fusionner avec ceux de la pneumonie.

Lorsque la maladie fait des progrès et que l'épanchement arrive, les symptômes augmentent d'intensité; cependant, quand l'*hydrothorax* est peu considérable, on ne le distingue pas toujours avec facilité ; il n'est annoncé, d'une manière probable, que par la *matité* de la partie inférieure de la poitrine et par l'absence du bruit respiratoire dans cette région.

Mais, lorsqu'il est tout à fait établi, la respiration devient très-accélérée, profonde. L'inspiration est très-haute et laborieuse. La face est grippée; les naseaux sont très-dilatés. La peau des oreilles et des membres est froide; l'animal se couche et se relève souvent. Le pouls conserve sa vitesse, sa petitesse et sa dureté. La température de l'air expiré s'abaisse quelquefois. La matité de la poitrine augmente; il y a souvent absence du bruit respiratoire dans les trois quarts de cette cavité, et ce bruit est très-fort, au contraire, à la partie supérieure. On entend souvent un râle grave, accompagné du bruit de *glouglou*, produit par le liquide épanché; quelquefois on entend un gargouillement, une espèce de bruissement sourd, comme celui d'un liquide qu'on roulerait dans un tonneau: et, souvent, ce sont des espèces de borborygmes, surtout lorsqu'il y a des gaz mélangés au liquide, etc.

Du reste, je dois dire que, lorsqu'on a l'habitude de voir de nombreux sujets atteints de maladies de poitrine, on ne se trompe jamais sur l'existence de l'hydrothorax, même sans le secours de l'auscultation. Il y a trois symptômes caractéristiques qui l'annoncent d'une manière positive et unique. C'est d'abord la manière dont se fait l'inspiration qui est *excessivement profonde*, entrecoupée, haute, laborieuse. A chaque inspiration, la peau du flanc va se coller dans le dos, comme on dit vulgairement.... Enfin, l'inspiration offre une manière d'être que je ne puis définir aussi clairement que je le désirerais, mais qu'on saisit parfaitement, et qui se montre identiquement la même.

Le deuxième symptôme consiste dans l'éclat extraordinaire des yeux. Ces organes sont brillants, fixes et offrent un aspect tout particulier.

Le troisième symptôme se trouve dans l'extrême dilatation des naseaux.

Pronostic. — La pleurésie est excessivement grave, non pas par elle-même, mais parce que, comme je l'ai fait observer, elle ne reste presque jamais simple; que toujours, ou presque toujours, au contraire, elle s'étend au poumon,

Marche. — Rapide, continue. Les symptômes s'aggravent ordinairement pendant les quatre ou cinq premiers jours, puis la maladie reste quelquefois stationnaire pendant deux ou trois jours. Elle peut durer de onze à quinze jours.

Terminaison. — La pleurésie peut se terminer par résolution, par épanchement et formation de fausses membranes, et par le passage à l'état chronique. Je n'admets la terminaison par gangrène que lorsqu'il y a complication de pneumonie.

La résolution, qui ne peut être amenée que par l'intervention de l'art, s'annonce par la disparition graduée de tous les symptômes.

L'animal reprend sa gaieté, son appétit, et, du douzième au seizième jour, à dater de la naissance de la maladie, le malade est généralement guéri.

La terminaison par épanchement et formation de fausses membranes est malheureusement assez fréquente. Dans ce cas, l'absorption s'exécute faiblement, et l'exhalation, au contraire, devient prépondérante. Le liquide secrété s'épanche dans le sac pleural. Nous avons dit qu'il est assez difficile de distinguer l'épanchement dès son origine, vu qu'il est peu abondant; il n'est annoncé, d'une manière probable, que par la matité de la partie inférieure de la poitrine et par l'absence du bruit respiratoire dans cette région. Néanmoins, l'oreille peut quelquefois percevoir, dans ce cas, un bruit semblable à celui que produit le froissement d'une feuille de papier; c'est le bruit de *frottement*.

Mais, si la quantité de liquide augmente, le bruit respiratoire ne s'entend qu'à la partie supérieure de la poitrine, où il devient très-fort, et où il se concentre de plus en plus. A la partie inférieure, il y a matité et absence totale du bruit respiratoire. A mesure que la maladie fait des progrès, la matité augmente et s'étend aussi à la partie supérieure de la poitrine: le murmure respiratoire faiblit, même dans cette région, où se fait quelquefois entendre un très-fort bruit de frottement, à cause de la puissante compression déterminée par le liquide; compression qui gêne la dilatation du poumon et finit par déterminer l'asphyxie.

Ajoutons à ces signes ceux que j'ai déjà énumérés, tels que le bruit du *glouglou*, le mode tout particulier dont se fait l'inspiration et l'éclat inaccoutumé des yeux, et nous aurons à peu près tous les signes qui dénotent cette fatale terminaison.

Quand l'épanchement est très-abondant, il n'est jamais résorbé. Si, au contraire, le liquide épanché est en petite quantité, les fausses membranes peu épaisses, il peut y avoir résorption du liquide.

Ce travail de la nature, qui, dans ce cas, doit avoir des forces suffisantes pour faire rentrer la sérosité dans le torrent circulatoire, ce travail, dis-je, s'annonce par un peu plus de gaieté chez le malade ; par la disparition du bruit de *glouglou* et de celui de frottement ; par la diminution de la matité, à laquelle succède la résonnance ; par le retour du murmure respiratoire dans la région inférieure de la poitrine, et enfin et surtout par le mode de respiration, lequel se rapproche de l'état normal, et par la diminution de *l'éclat des yeux*.

L'appétit revient, l'animal commence à se coucher, etc., mais il exige les plus grands soins, si l'on veut éviter les rechutes, toujours mortelles.

Du reste, il faut le dire, quand la résorption de l'épanchement et la résolution des fausses membranes ont lieu, ce qui arrive *très-rarement*, ce fait ne s'accomplit que d'une manière lente et toujours subordonnée à l'abondance du liquide, et au nombre ainsi qu'à l'épaisseur des fausses membranes.

Il est urgent, dans ces heureuses circonstances, de rétablir les fonctions de la peau par de bonnes couvertures, des bouchonnements fréquents, etc.

Passage à l'état chronique. — Cette terminaison n'est que la continuation de la précédente.

L'animal chez lequel cette terminaison a lieu maigrit ; le poil se pique ; ses crins s'arrachent avec la plus grande facilité. Il y a pâleur des muqueuses apparentes ; infiltration des membres et des parois inférieures du ventre, quelquefois du poitrail. Le pouls est faible, irrégulier, petit, dur. Il y a toux rare, faible, sans expectoration. — La respiration reste anormale, difficile ; l'inspiration est grande, et l'expiration plus courte et irrégulière. On n'entend pas toujours distinctement le bruit produit par la présence du liquide.

L'oreille ne perçoit qu'un bruit sourd, souvent difficile à caractériser, mais qu'on reconnait bien, quand on a l'habitude de l'observer. Le bruit respiratoire ne se fait entendre qu'à la partie supérieure des poumons, et il y a matité et absence de bruit respiratoire à la partie inférieure.

Du reste, j'ai été quelquefois à même de vérifier l'opinion de MM. Delafond et Leblanc, à savoir : que la présence du liquide épanché ne peut être rigoureusement décelée par les bruits produits par le liquide, que lorsqu'il y a des gaz mélangés à ce dernier, ou formation de fausses membranes.

Dans le cas où il existe tout à la fois du liquide et des fausses membranes, le bruit approche du gargouillement, ou plutôt du *glouglou*. Quant à l'hydrothorax, existant sans fluide gazeux et sans fausses membranes, il est souvent fort difficile d'en distinguer le bruit dans le principe. En médecine humaine, le bruit du flot de liquide ne se fait percevoir, par l'auscultation immédiate, que quand l'épanchement est déjà considérable, et qu'un fluide gazeux est réuni au liquide épanché.

La respiration devient de plus en plus gênée, surtout quand on fait marcher l'animal ; les côtes s'élèvent avec force, et alors on entend quelquefois le ballottement de la sérosité dans la cavité thoracique.

Les muqueuses, comme je l'ai dit, sont très-pâles ; l'animal regarde souvent sa poitrine ; il a des sueurs fréquentes, se couche et se relève à chaque instant, et jette quelquefois par le nez une sérosité jaunâtre.

Le malade éprouve souvent des exacerbations très-marquées, pendant lesquelles il est menacé de suffocation.

Il y a une espèce de fièvre hectique continue.

Enfin la mort arrive, précédée d'une gêne croissante dans la respiration, d'affaiblissement du pouls, de refroidissement des extrémités, etc.

Cette hydropisie se forme souvent très-lentement, et la marche en est assez irrégulière. J'ai vu toujours cette affection se terminer par la mort, malgré les exemples cités d'issues heureuses, s'annonçant par des évacuations abondantes d'urines et d'excréments, des sueurs copieuses, etc.

Avant de continuer ce qu'il me reste à dire de la pleurésie, je vais faire l'historique et la description de la pneumonie et de la pleuro-pneumonie. Puis, comme ces maladies ont entre elles des analogies si remarquables, j'indiquerai l'état du sang, des urines; les lésions pathologiques, les causes, le traitement de ces trois affections à la fois, en faisant ressortir les différences que j'ai remarquées entre elles.

IX

DE LA PNEUMONIE.

La pneumonie, vulgairement connue chez l'homme sous le nom de *fluxion de poitrine*, est une des plus graves et des plus dangereuses maladies qui affectent nos jeunes chevaux.

Les poumons, pénétrés de toutes parts par une grande quantité de sang, constamment exposés, par la nature de leurs fonctions, à l'influence de l'air et de ses nombreuses vicissitudes, se trouvent dans les conditions les plus propres à être affectés de congestions et de phlegmasies.

Ces viscères, jouissant d'un haut degré de vitalité, sont non-seulement très-sensibles à l'action des diverses causes occasionnelles de maladie, mais, communiquant d'une manière directe avec l'extérieur, ils subissent nécessairement de nombreuses influences de la part des agents étrangers. La pneumonie est une inflammation du parenchyme pulmonaire, de la substance même du poumon, accompagnée d'une toux pénible et d'une respiration difficile et fréquente, de dyspnée et d'agitation des flancs.

Cette affection qui, dans la pratique civile, se montre quelquefois à l'état simple, est, sur nos jeunes chevaux de remonte, presque toujours compliquée de l'inflammation des plèvres, et elle se montre souvent aussi sous la forme enzootique, à cause de l'état d'engraissement, et, par suite, de pléthore, dans lequel se trouvent ces animaux.

Les médecins ont été longtemps persuadés que la pneumonie et la pleurésie n'étaient qu'une seule et même maladie.

C'est à Morgagni et à Vasalva qu'on doit les premières observations, qui montrent que les poumons peuvent être affectés seuls et isolément. Les faits nombreux, recueillis depuis de toutes parts, ont définitivement confirmé que la pneumonie peut être, bien que très-rarement, distincte de la pleurésie, autant par ses symptômes que par ses caractères anatomiques. Néanmoins, voici ce que dit Grisalle, l'auteur qui a traité le plus longuement de la pneumonie, et qui en a soumis l'étude à la méthode numérique de l'école statisticienne.... « Chez l'adulte, la plèvre est presque toujours enflammée, *trente-trois fois sur trente-cinq.* »

C'est au savant praticien d'Alfort qu'il appartient d'avoir éclairci ce point de médecine vétérinaire. Mais, comme je l'ai déjà dit, malgré les excellents travaux de Delafond sur ce sujet, l'application de l'auscultation chez le cheval offre beaucoup de difficultés, il faut recourir en même temps aux symptômes généraux et particuliers que nous connaissons, et cela, malgré l'insuffisance des ressources qu'ils nous fournissent; aussi, la majeure partie des praticiens ne s'en tient pas exclusivement, il s'en faut, aux signes de Laënnec et d'Avenbruger. J'ajouterai même que j'ai vu souvent des vétérinaires instruits et excellents praticiens ne jamais se servir de ces indications, qu'ils n'avaient pu bien saisir.

Quant à nous, nous avons beaucoup étudié l'auscultation, et ce moyen, que nous trouvons bon et sûr, nous fournit souvent de précieux éclaircissements.

On peut toujours, à l'aide de ce procédé d'investigation, distinguer la pneumonie simple de la pneumonie double.

Symptômes de la pneumonie. — Les prodromes sont à peu près les mêmes que dans la pleurésie et dans la pleuro-pneumonie.

Habitude extérieure. — Abattement, inquiétude, dilatation des naseaux, peau chaude, œil fixe; l'animal bâille souvent, s'agite et ne se couche pas; il se tient au bout de la longe; marche chancelante et automatique, insensibilité aux excitations extérieures. Station debout presque permanente ; décubitus très-pénible et de peu d'instants.

Écoulement par les narines d'un liquide séreux, jaunâtre, *mélangé de stries sanguinolentes*; d'après M. H. Bouley, ce jetage n'appartient qu'à la pneumonie; ce fait est vrai; — jetage rouillé, qui se dessèche en croûtes brunâtres à l'orifice de la narine.

Raideur dans la colonne vertébrale; crins de la crinière s'arrachant avec facilité. Les membres antérieurs sont écartés l'un de l'autre; les membres postérieurs sont toujours en mouvement; les oreilles offrent des intermittences de chaud et de froid.

Appareil respiratoire. — Dyspnée, toux; l'animal allonge le cou et fait des efforts pour tousser; la toux est sèche et douloureuse. Au lieu de respirer seize à vingt fois par minute, l'animal exécute de cinquante à quatre-vingts respirations; mais cette fréquence ne se produit que dans les cas mortels; dans la plupart des pneumonies, le nombre est de quarante à cinquante. La dyspnée, du reste, est proportionnée à l'étendue de l'inflammation.

Expirations plaintives (symptôme pathognomonique de la pneumonie) de temps à autre, et d'autant plus rapprochées que le mal est plus grave. L'air expiré est chaud; l'inspiration est plus longue que l'expiration : cette dernière est incomplète et comme entrecoupée. La toux, comme je l'ai dit, est douloureuse; elle devient excessivement pénible et cesse tout à coup, quand la pneumonie suit une marche funeste. L'auscultation dénote l'absence du bruit respiratoire dans les parties malades du poumon; celles qui sont saines font entendre le bruit supplémentaire.

Lorsqu'il n'y a qu'un poumon affecté, la poitrine, percutée du côté malade, rend un son mat. Du côté sain, il y a résonnance à la percussion.

Lorsque la pneumonie dépasse le niveau des grosses divisions bronchiques, on perçoit le bruit du souffle *tubulaire*, à la moitié inférieure du tiers moyen du poumon, et le râle crépitant humide se fait entendre au-dessus du bruit de souffle, sur les limites de l'inflammation.

Appareil digestif. — La bouche est brûlante, sèche. Il y a habituellement constipation; les urines sont rares, et souvent l'excrétion en paraît pénible. L'appétit est nul pour les aliments solides; appétence pour les liquides. La conservation de l'appétit est un signe généralement favorable, mais il ne faut pas confondre l'appétit avec cet acte fébrile, voisin de la mort, qui porte souvent les malades à manger leur litière et même le fumier. J'en ai vu mourir avec de la litière dans la bouche. Il en est de même pour les liquides, quand la maladie est grave. Ils en avaleraient deux ou trois seaux successivement, et avec la plus grande rapidité; quand, au contraire, la pneumonie est moins intense, ils boivent peu et jouent souvent, pour ainsi dire, avec l'eau blanche.

Appareil circulatoire. — Les conjonctives sont fortement injectées et souvent accompagnées d'une teinte safranée.

Tantôt le pouls est fort, plein, accéléré; tantôt il est petit, et peut induire en erreur sur l'état de la circulation; s'il est intermittent, il indique une complication du côté du cœur. Le pouls varie de soixante, soixante-quinze à quatre-vingts pulsations par minute. Quand il dépasse ce dernier nombre, la gravité de la pneumonie ne peut faire l'objet d'aucun doute, lors même que les autres symptômes n'annonceraient pas cet état. Le pouls petit, vite et intermittent, est souvent un signe de mort prochaine, surtout lorsqu'il est accompagné de sueurs froides.

Diagnostic. — Assez facile à établir.

La pneumonie est une des maladies du cheval les mieux caractérisées; et l'on peut facilement la reconnaître aux symptômes que nous venons d'énumérer.

Les seules maladies avec lesquelles on pourrait la confondre sont la bronchite intense et la pleurésie, qui, d'ailleurs, la compliquent assez souvent l'une et l'autre.

Dans la bronchite, la poitrine résonne comme à l'état normal. La respiration est toujours fréquente, et le bruit respiratoire se fait entendre dans toutes les parties du poumon; plus tard, on discerne, en arrière de l'épaule, le râle muqueux et quelquefois le râle sibilant. Il y a toujours jetage glaireux, rarement strié de sang; cette matière s'échappe en plus grande quantité quand on provoque la toux. L'animal atteint de bronchite est moins abattu que celui qui est atteint de pneumonie; il tousse davantage : la toux, d'abord sèche, devient grasse et amène l'expectoration. Enfin le rein reste un peu souple : signe auquel j'attache une grande importance, et qui ne trompe guère sur l'issue heureuse ou funeste d'une maladie de poitrine. Il en est de même de la toux; plus elle a lieu facilement plus il y a d'espoir de sauver le malade.

Après avoir décrit la pleuro-pneumonie, nous ferons un tableau comparatif des symptômes qui accompagnent et qui différencient les trois maladies que nous étudions (pleurésie, pneumonie et pleuro-pneumonie).

Pronostic de la pneumonie aiguë. — Le pronostic est variable suivant l'intensité des symptômes et l'ancienneté de l'affection. De tout temps, cette maladie a été considérée comme redoutable ; mais, en la prenant au début et en la traitant d'une manière énergique, on parvient à sauver la plupart des malades ; toutefois faut-il, pour qu'on puisse obtenir cette terminaison heureuse, que les poumons soient sains et qu'il n'y ait pas de complication. Si l'animal est d'une mauvaise constitution, et qu'il ait été souvent malade, s'il a des tubercules dans les poumons, etc., il est presque certain que la maladie aura une issue funeste.

Le pronostic est d'autant plus fâcheux, qu'il y a une plus grande partie du poumon atteinte par l'inflammation : c'est pourquoi les pneumonies doubles sont plus dangereuses ; par la raison inverse, celles qui n'occupent qu'un point dans l'organe pulmonaire guérissent facilement.

Comme dans toutes les maladies, les rechutes sont beaucoup plus dangereuses qu'une première invasion ; elles sont ici souvent mortelles.

Marche et terminaison de la pneumonie. — La marche de cette maladie est continue et souvent très-rapide sur nos jeunes chevaux. L'animal meurt quelquefois dans les quarante-huit heures.

Mais, dans la majorité des cas, la pneumonie ne marche pas aussi violemment, bien qu'elle parcoure toujours assez rapidement ses périodes.

Le malade succombe généralement du quatrième au cinquième jour ; passé le sixième il y a grand espoir de guérison.

Cette marche si accélérée est déterminée par l'état d'obésité et, par suite, de pléthore dans lequel se trouvent nos jeunes chevaux, comme nous le verrons à l'article *Causes*.

Terminaison. — La pneumonie peut se terminer : 1° par résolution ; 2° par suffocation ou asphyxie ; 3° par induration et hépatisation du poumon ; 4° par suppuration et passage à l'état chronique ; 5° par gangrène.

1° Il est assez facile, au bout de deux ou trois jours, de prévoir la terminaison par résolution. Le pouls devient alors moins vite, la respiration est plus libre; il y a toux grasse et facile; le jetage par les naseaux devient plus blanc; le rein reprend de la souplesse; l'animal cherche à manger.

Le râle crépitant, humide, se fait entendre de moins en moins. Enfin tout, dans l'animal, annonce cette terminaison heureuse.

Par suite du grand nombre de maladies de poitrine que j'ai malheureusement à observer tous les ans, j'en suis arrivé à ce point de prédire l'issue de la maladie, souvent même sans toucher le malade. Il me suffit de voir le flanc et l'*habitude extérieure*, la manière dont l'animal se tient, etc., pour juger de la gravité de l'affection. Il faut ajouter que le pouls donne aussi des indications presque toujours sûres, quand on a l'habitude de le consulter.

Ainsi, il m'est arrivé fréquemment, lorsqu'en hiver nous avions plus de cent maladies de poitrine à la fois, de déclarer positivement quels seraient les malades qui succomberaient, et cela, sans avoir recours à l'auscultation ni à la percussion. Je jugeais par une espèce d'intuition, d'après une manière d'être de l'animal malade, laquelle ne peut se décrire, mais dont la connaissance s'acquiert par une grande habitude. Tel encore cet éclat particulier des yeux, duquel j'ai parlé, et qui ne m'a jamais trompé dans l'hydrothorax.

2° Nous appelons terminaison par suffocation ou asphyxie celle qui, dans la pneumonie, est la suite de cette marche rapide dont je viens de parler, et qui enlève les malades, dans vingt-quatre, trente-six ou quarante-huit heures. C'est l'apoplexie pulmonaire.

La suffocation a lieu quand les poumons sont tellement engoués de sang, que l'hématose ne peut plus s'effectuer. Ces organes étant alors trop pleins, se trouvent comprimés, au point de ne plus exercer leurs fonctions; l'air ne pénètre plus dans l'arbre bronchique; la respiration ne peut plus avoir lieu, ni, par suite, l'hématose.

Cet état s'annonce par une dyspnée extrême; les membranes

muqueuses apparentes se gonflent et deviennent d'un rouge livide; les jugulaires sont aussi doublées de grosseur; la bouche est remplie de bave écumeuse. L'animal se couche souvent et se relève aussitôt; on entend de fort loin les bruits plaintifs qui accompagnent la respiration. Enfin l'animal meurt en éprouvant les plus cruelles souffrances.

Voilà l'esquisse fidèle des symptômes offerts par les chevaux qui meurent atteints de la pneumonie à marche si rapide.

3° Terminaison par induration ou hépatisation. Dans ce genre de terminaison, l'inflammation du poumon change le mode de nutrition de l'organe; le tissu, de léger, mou, élastique qu'il était, devient lourd, dur, résistant. Le sang s'est combiné avec la substance pulmonaire, s'est organisé avec elle et en a changé l'aspect, au point de la rendre presque méconnaissable.

L'imperméabilité du tissu pulmonaire fait qu'on n'entend plus le bruit respiratoire, et qu'il y a matité aux endroits où l'altération s'est produite.

La matité et l'absence du bruit respiratoire n'ont point de siége déterminé : elles se remarquent, tantôt dans un seul point du poumon, tantôt dans plusieurs à la fois.

Le bruit respiratoire s'entend très-bien, augmente même dans le poumon sain, quand tous les deux ne sont point affectés, et se produit aussi dans les endroits non atteints du poumon malade.

Le râle crépitant humide se fait souvent entendre autour des points hépatisés.

La respiration est irrégulière, la toux est sèche; l'animal ne se couche pas, ou ne se couche que très-peu de temps. Quand l'hépatisation ou induration n'affecte que quelques points isolés des poumons, la résolution peut très-bien s'opérer avec lenteur, il est vrai, mais la guérison de cet état morbide s'observe quelquefois.

Le retour à l'état normal s'annonce par la régularité de la respiration, par la cessation du râle crépitant autour des points hépatisés, le retour du murmure respiratoire aux parties où l'on avait discontinué de l'entendre, enfin par un râle muqueux dans les bronches, par le retour à la gaieté, à l'appétit, par l'état du poil, qui devient luisant et uni, par la souplesse du rein, etc.

Mais, généralement, la convalescence est longue, et les flancs offrent souvent, pendant longtemps, de l'irrégularité.

Du reste, même avec des hépatisations partielles ou des tubercules dans les poumons, les chevaux vivent très-bien, et, souvent, sans que rien à l'extérieur annonce cet état.

Comme je le dirai en parlant des lésions cadavériques, plusieurs des chevaux qui succombent aux suites d'affections de poitrine, offrent des lésions de ce genre, même lorsque la maladie n'a duré que trois ou quatre jours. C'est ce qui explique d'ailleurs, dans ces cas, les non-succès des traitements mis en usage.

En résumé, l'hépatisation est une large coagulation du sang soutenu par des filaments de la trame cellulaire de l'appareil pulmonaire; quant à l'hépatisation rouge et à l'hépatisation grise, admises par les pathologistes, elles constituent deux degrés différents d'une même altération. Dans la première, le sang coagulé n'a pas encore perdu sa couleur rouge foncé ; dans la seconde, qui est la même affection plus avancée, les matériaux du sang sont altérés, décomposés, et la matière colorante a disparu. Il est bon de faire observer que nous voyons fort rarement la terminaison par induration.

4° La terminaison par suppuration est très-rare sur nos jeunes chevaux; elle est annoncée par la prolongation de la maladie, avec modération de la violence des symptômes, mais toujours avec persistance, assez marquée, de la gêne de la respiration et d'une toux sèche et fréquente.

L'air expiré devient froid; le pouls perd de sa force et de sa grandeur; les crins ne tiennent presque pas; ils s'arrachent à la plus légère traction. Les muqueuses apparentes sont pâles; les naseaux laissent écouler un liquide blanchâtre, granuleux et fétide. Râle confus dans beaucoup d'endroits des poumons; râle caverneux dans d'autres, et muqueux et sibilant dans les bronches.

Enfin, l'animal maigrit d'une manière très-sensible; il se couche très-rarement et pendant peu de temps. La matière purulente finit par obstruer les canaux bronchiques, par empêcher le passage de l'air et amener la mort.

D'après M. H. Bouley, la suppuration s'établit dans le poumon avec une très-grande rapidité ; à l'appui de cette assertion, le savant professeur rappelle que l'inflammation qui attaque la peau, le tissu cellulaire sous-cutané ou les muscles, peut, en vingt-quatre heures, être apte à former du pus. Il ne faut pas plus de temps, dit-il, pour que des foyers purulents se constituent dans le poumon, qu'il en est nécessaire pour que le même travail pyogénique s'établisse dans le tissu cellulaire sous-cutané.

Cet habile vétérinaire ajoute qu'au bout de quinze jours ou de deux semaines, des indurations ou des abcès peuvent se former dans les poumons.

Les anciens médecins, qui avaient embrassé la doctrine des jours critiques, et qui considéraient le nombre impair 7 comme influent et décisif, disaient que la suppuration arrivait à une époque indéterminée, mais presque toujours après le deuxième septenaire.

La suppuration du poumon se présente, soit à l'état d'infiltration interstitielle, ou bien renfermée dans des cavités closes, à parois bien organisées : c'est-à-dire que la suppuration peut s'établir de deux manières : 1° suppuration générale, qui désorganise le tissus et qui est toujours mortelle; 2° suppuration disséminée sur quelques points des poumons, et dans un petit nombre de foyers, ou restreinte à un seul.

Dans cette dernière circonstance, la partie la plus liquide du pus peut disparaître par résorption; l'autre partie peut s'écouler dans les vésicules bronchiques, puis être jetée dehors par la toux.

Mon ancien professeur, Moiroud, nous citait, dans ses leçons, des cas de guérison qui l'avaient déterminé à nous développer cette théorie. Quant à moi, je déclare n'avoir rien observé de semblable, ni d'aussi heureux. D'ailleurs, le pus résorbé ou rejeté laisse une cavité qui doit se cicatriser très-difficilement. En outre, tout le pus n'étant pas éliminé, celui qui reste doit être transformé en matière tuberculeuse, et l'animal doit mourir dans un état de marasme et de phthisie.

Je le répète, cette terminaison est rare sur les chevaux. A l'article *autopsie*, nous établirons les différences qui existent entre l'état récent et l'état ancien des modifications produites dans la trame pulmonaire par la terminaison que nous venons d'étudier.

5° Terminaison par gangrène.

Cette terminaison est plus fréquente que la précédente, et peut-être aurais-je dû la décrire d'abord.

La gangrène du poumon est une putréfaction de cet organe et des liquides qu'il renferme, par le fait du contact de l'air.

Elle peut avoir lieu quand l'inflammation est très-intense et très-aiguë. La phlegmasie agissant ici sur une grande perfection de structure fonctionnelle, désorganise rapidement la trame cellulaire de l'organe.

La gangrène du poumon est annoncée d'abord par l'odeur gangréneuse de l'air expiré. Il s'écoule, en outre, par les naseaux, une matière roussâtre, très-fétide. L'auscultation fait entendre un gargouillement au niveau des parties qui se ramollissent.

Comme la gangrène est souvent générale, on entend le râle caverneux et le râle muqueux dans beaucoup de points.

Les muqueuses sont pâles, la température de la peau est abaissée. Le pouls est très-vite et presque imperceptible. L'adynamie est très-grande, et l'animal succombe dans des souffrances atroces.

Telles sont les terminaisons les plus ordinaires de la pneumonie.

X

DE LA PLEURO-PNEUMONIE.

Cette maladie, comme le nom l'indique, est une inflammation simultanée du poumon et des plèvres.

Ces deux affections, ainsi que nous venons de le voir, existent rarement isolées, et la plupart des anciens auteurs vétérinaires, tels que Vitet, Delabère-Blaine, Lafosse fils, ont écrit que l'inflammation du parenchyme pulmonaire est le plus souvent accompagnée de celle des plèvres, et *vice versâ*, et que la plupart des maladies de poitrine qu'on observe sur les chevaux sont des pleuro-pneumonies.

Vatel, Huzard fils, Moiroud, etc., ont écrit et professé la même opinion. Delafond prétend que si, jusqu'à ses études sur l'auscultation, on a confondu les deux maladies, c'est qu'on manquait des moyens d'investigation convenables pour les distinguer, et qu'il y avait impossibilité de rien affirmer.

Bien qu'aujourd'hui les précieux renseignements fournis par l'auscultation et la percussion de la poitrine mettent le vétérinaire à même d'assigner des caractères tranchés à ces affections, il n'en est pas moins vrai qu'il arrive fort souvent que l'inflammation se propage de la plèvre au tisssu pulmonaire, et de ce dernier à la plèvre; ce qui rend, toutes choses égales d'ailleurs, ces deux maladies réunies plus redoutables et plus souvent mortelles.

Ce sont, malheureusement, ces derniers cas que nous observons le plus fréquemment sur nos jeunes chevaux : c'est la pleuro-pneumonie qui les attaque par une marche presque enzootique.

A diverses époques, la maladie qui nous occupe a été observée dans divers dépôt et dans plusieurs régiments, et souvent accompagnée d'altération du sang.

Nous avons observé quelques cas de ce genre sur les jeunes chevaux de notre établissement. Nous les décrirons plus tard.

Symptômes de la pleuro-pneumonie ordinaire. — Les symptômes observés se rapportent à l'une et à l'autre des deux affections que nous venons d'étudier. Il y a réunion des symptômes propres à chacune de ces deux maladies.

Habitude extérieure. — Face généralement grippée; on observe parfois des tremblements généraux; d'autres fois, de légères coliques; des sueurs sur différentes parties du corps; tristesse, inappétence. L'animal baisse la tête; il tire sur sa longe; on observe souvent des pétéchies pointillées sur la membrane nasale; la marche est chancelante. Les membres antérieurs sont écartés l'un de l'autre, les extrémités sont froides; la peau est sèche; la pupille est souvent dilatée, et il y a souvent raideur *tétanique* des muscles de l'encolure.

Le rein est raide, souvent voûté en *contre-haut*; les crins s'arrachent facilement; le malade ne se couche pas, ou, s'il se couche, c'est pour se relever aussitôt; bâillements fréquents; dilatation des naseaux; tremblements partiels, surtout aux muscles de l'épaule.

Appareil respiratoire. — Toux rare; respiration très-accélérée; égalité de l'inspiration et de l'expiration, mais cette dernière est courte et saccadée; peu de chaleur de l'air expiré. Absence du bruit respiratoire; matité, sensibilité des parois thoraciques; râle crépitant, muqueux, sibilant, et de frottement; léger jetage par les naseaux.

Appareil circulatoire. — L'artère est très-tendue, le pouls est petit, dur et très-accéléré, serré, irrégulier. Les muqueuses apparentes sont d'un rouge jaunâtre.

Quand les deux maladies marchent avec une égale intensité, elles arrivent promptement, en deux ou trois jours, à leur période d'état, et alors on peut plus facilement s'assurer de l'existence de la pleuro-pneumonie.

L'inflammation pulmonaire se dénote par l'existence du râle muqueux et du râle crépitant, ou par l'absence du bruit respiratoire dans quelques points circonscrits de la région moyenne et de la partie supérieure de la poitrine, ainsi que par la force de l'expansion pulmonaire dans d'autres points.

L'inflammation de la plèvre est annoncée, au début, par un léger frottement dans toute l'étendue de la poitrine, ou dans quelques endroits seulement. Si l'épanchement pleural survient, il se dénote par le bruit du frottement, par l'absence du bruit respiratoire, et la matité complète dans une même étendue et à une même hauteur des deux régions inférieures de la poitrine.

Lorsqu'à ces symptômes s'ajoutent des expirations et des inspirations de même force, une toux rare, petite et avortée, un jetage de mucosités roussâtres par les deux naseaux, un pouls dur et irrégulier, et la difficulté ou l'impossibilité de se coucher, on peut affirmer l'existence d'une pleuro-pneumonie.

Pronostic. — La pleuro-pneumonie est une affection excessivement grave, et souvent mortelle lorsqu'elle n'est pas combattue à son début.

Marche et terminaison de la pleuro-pneumonie. — La marche de cette maladie est ordinairement très-rapide sur nos jeunes chevaux. Il y a des exacerbations très-marquées. Ainsi le pouls, par exemple, est très-variable; on le trouve souvent changé d'un moment à l'autre; le soir, il est toujours beaucoup plus vite que le matin. Il y a des moments, le soir notamment, où le cheval atteint de pleuro-pneumonie offre tous les signes d'une mort prochaine. Le lendemain, on trouve une rémission bien marquée de tous les symptômes; mais, dans la majeure partie des cas, cette maladie a, je le répète, une marche rapide.

Les terminaisons de la pleuro-pneumonie sont, pour la pneumonie, la résolution, l'hépatisation, la suppuration et la gangrène; pour la pleurésie, la résolution et l'épanchement.

Nous dirons peu de chose de ces diverses terminaisons, car nous ne pourrions que répéter, en grande partie du moins, ce que nous avons dit en parlant séparément des terminaisons de la pneumonie et de la pleurésie. On n'obtient la résolution des deux phlegmasies qu'en les prenant au début et en leur opposant des médications puissantes et bien dirigées. Il arrive pourtant quelquefois qu'on amène la résolution de l'une, tandis que l'autre persiste. Ainsi j'ai vu, l'inflammation des poumons disparaître, et celle des plèvres continuer et se terminer par épanchement. Dans ce cas, la diminution graduée des symptômes annonce la résolution de l'affection pulmonaire, tandis que ceux qui dénotent la persistance de la pleurésie se montrent encore.

L'hépatisation a souvent lieu simultanément avec l'épanchement pleural; cette terminaison n'est pas toujours, au premier abord, facilement reconnaissable, surtout l'hépatisation, quand elle occupe la partie inférieure des poumons ; car, dans ce cas, le poumon hépatisé étant devenu plus lourd, plus dense, baigne dans le liquide épanché, et n'est pas accessible aux moyens d'auscultation et de percussion.

Quand l'hépatisation occupe la région moyenne, la supérieure ou la postérieure des poumons, on peut la reconnaître aux signes que nous avons indiqués plus haut, lorsque nous avons traité des terminaisons de la pneumonie, et qui, dans tous les cas, ne peuvent être confondus avec les signes indiquant la présence de l'épanchement, signes que nous avons aussi étudiés en leur lieu.

Le râle crépitant précède ordinairement l'hépatisation. Si, après la disparition de ce râle, la respiration devient laborieuse et s'accompagne de la respiration bronchique et de frottement, on peut soupçonner l'existence simultanée de l'épanchement et de l'hépatisation. L'hépatisation et l'épanchement se terminent rarement par résolution. Ces doubles altérations, ces deux produits de la maladie, résistent habituellement aux moyens les plus énergiques employés pour les combattre, et l'animal meurt souvent du cinquième au huitième jour.

On peut pronostiquer avec certitude la terminaison par la gangrène quand les symptômes marchent avec beaucoup de rapidité, que les extrémités deviennent froides, que l'air expiré a une odeur gangréneuse, que la respiration est très-vite et très-pénible, la face grippée, les narines très-dilatées; à ces signes précurseurs viennent s'adjoindre l'adynamie, l'abaissement de température de la peau, la petitesse et la faiblesse du pouls, le râle caverneux, le gros râle muqueux, bronchique et trachial, et enfin, souvent, le jetage de matières grisâtres et rouges, d'odeur gangréneuse.

Nous avons observé une pleuro-pneumonie enzootique, avec altération du sang, qui dans l'espace de trois mois, nous donna quatre cent cinquante-six chevaux malades.

Dans cette maladie, presque toutes les fonctions de l'organisme étaient troublées à la fois; il y avait désordre général; mais ce désordre commençait toujours par une phlegmasie des poumons et des plèvres, et les organes digestifs ne tardaient pas à participer aux troubles que nous venons de signaler.

Ainsi l'altération du sang, qui avait été produite par des causes que je ferai connaître, amenait un changement notable dans la nature de chaque organe et modifiait profondément l'innervation.

Cette maladie a été observée à diverses époques; seulement notre position nous a permis de l'étudier sur une très-grande échelle.

Voici les symptômes les plus remarquables qu'elle nous a offerts. Nous n'avons jamais pu observer les prodromes signalés par quelques vétérinaires. La maladie se déclarait tout à coup et de la manière la plus imprévue : ainsi, souvent, une heure ou deux après les pansages du matin ou du soir, où nous avions vu tous les chevaux manger avec appétit, on venait nous signaler un de ces animaux qui avait été subitement pris d'un violent battement de flancs, etc.

Habitude extérieure. — Abattement, tristesse; flancs retroussés, tendus, durs, douloureux à la pression; face grippée, contraction spasmodique de la lèvre supérieure, œdème du fourreau; somnolence, stupeur, anxiété; le malade est dans un état d'insensibilité complète; il recule et avance alternativement; quand il demeure en place, il appuie les incisives au fond de la mangeoire, ou bien il repose la tête sur la longe.

On entend des borborygmes, des gargouillements fréquents; de légères coliques se manifestent; le ventre est douloureux à la pression. L'animal lève alternativement et très-péniblement les membres postérieurs; la station debout est très-pénible, et cependant le malade cherche rarement à se coucher. Les paupières se tuméfient, les oreilles deviennent froides ainsi que les extrémités. Les mâchoires sont serrées; on entend parfois un craquement dans les articulations. On observe des tremblements nerveux sur différentes parties du corps, mais notamment sur les muscles des épaules. Les crins s'arrachent avec la plus grande facilité, la peau devient sèche et le poil prend une teinte sale.

La station devient vacillante; l'animal se plaint de temps à autre; souvent il appuie la tête au mur qu'il semble pousser fortement. D'autres fois il gratte le sol, regarde son flanc et retombe dans la stupeur. On observe souvent des pétéchies sur la pituitaire. Des sueurs partielles se manifestent aux flancs et en arrière des coudes; on entend des éructations; l'œil semble pivoter dans l'orbite, des larmes coulent avec abondance. L'émission des urines est très-pénible. On remarque un écoulement épais et rougeâtre par les naseaux. Lorsque la maladie se termine par la mort, l'animal offre, peu de temps avant de mourir, de véritables symptômes nerveux, et il recouvre en apparence une énergie extraordinaire, il s'agenouille et se relève; souvent il tire au bout de sa longe et s'assied sur la pointe des fesses, puis se relève avec vigueur. L'œil est hagard, et l'animal semble ne plus distinguer les objets qui l'environnent.

Enfin, il se couche, se relève de nouveau, puis, épuisé par la fatigue, haletant, couvert de sueur, il meurt en faisant un dernier effort pour se remettre sur pieds.

Je n'ai jamais remarqué l'engorgement parotidien, ni ces battements de cœur que mentionnent certains vétérinaires.

Appareil respiratoire. — Respiration laborieuse, plaintive, abdominale, très-difficile, faisant entendre un râle particulier.

L'auscultation fait percevoir un bruit sourd et une sorte de sifflement qui dénotent l'embarras des bronches et l'engorgement des poumons.

La percussion est douloureuse sur tous les points de la poitrine. Les flancs sont très-agités. La respiration devient stertoreuse, les flancs de plus en plus cordés et durs, etc.

Appareil circulatoire. — Dans le début, le pouls est alternativement développé, l'artère tendue; ou bien le pouls s'efface presque entièrement pour se développer de nouveau. Il bat jusqu'à quatre-vingt-dix pulsations par minute. Du deuxième au troisième jour, il cesse à peu près complètement et devient imperceptible. Les muqueuses de l'œil sont d'un rouge jaunâtre; cet organe est terne et larmoyant; la pituitaire se couvre de nombreuses pétéchies. Le sang retiré de la veine sort avec difficulté; ce liquide est presque toujours noir, trouble et sans consistance.

Appareil digestif. — Cessation subite de l'appétit; bouche sèche, couverte d'un enduit muqueux. Il y a constipation dans le début, qui augmente plus tard ainsi que les borborygmes. Les crottins sont noirs, durs, coiffés ,rares, et dégagent une odeur repoussante; des gaz fétides s'échappent par l'anus. L'émission des urines est pénible, elles sortent en petite quantité. La soif, assez prolongée dans l'origine, diminue d'une manière notable. Si l'animal prend des aliments solides, il les garde quelquefois des heures entières dans la bouche.

Enfin les pétéchies de la pituitaire s'accroissent, et, fort peu de temps avant la mort, des diarrhées abondantes ont lieu.

Quand la maladie se termine par le rétablissement de la santé, cas le plus ordinaire, tous les symptômes diminuent d'intensité; l'animal reprend son appétit et du quinzième au vingtième jour à dater de l'invasion de cette grave affection, le malade est généralement en pleine convalescence; mais il faut bien le dire, cette dernière est souvent longue et demande les plus grands soins et la plus grande attention.

XI

INDIQUER L'ÉTAT DU SANG ET LA QUALITÉ DES URINES.

Si la digestion, la respiration et la circulation sont des fonctions liées les unes aux autres, et dont le sang est l'agent principal; si c'est également du sang que dérivent toutes les sécrétions et les excrétions; si, enfin, le sang contient les éléments nécessaires à la formation et à l'entretien de toutes les parties du corps, il est superflu de faire remarquer combien il importe au physiologiste de connaître les modifications que peut subir le sang lorsque l'organisation éprouve elle-même quelque trouble.

Déjà les médecins les plus habiles, les vétérinaires les plus éminents de la science, se sont occupés de cette question, et, un de nos plus savants médecins, Magendie, s'est livré à des recherches très-fructueuses sur les changements qu'éprouve le sang des chevaux, lorsque l'on soumet ces animaux à des alimentations différentes.

Depuis longtemps, je désirais diriger mes travaux vers cette étude : aussi est-ce avec plaisir que je m'y suis vu obligé pour résoudre la question mise au concours. Je n'ai pu faire autant d'analyses que j'aurais voulu, et que l'exige d'ailleurs la matière, car ce n'est pas sur un petit nombre d'expériences que l'on peut asseoir un jugement sans appel. Mais, quelque restreint qu'ait été le cercle dans lequel j'ai dû me renfermer, on pourra déjà voir que l'équilibre, dans la proportion des divers éléments du sang, est détruit par l'état pathologique.

Dans mes analyses, j'ai eu recours aux moyens conseillés par Andral, Delafond et Gavarret; ce procédé consiste à partager la saignée en quatre parties, et à recevoir le sang dans deux vases d'égale capacité, pouvant contenir chacun 1,200 grammes de ce liquide.

J'ai recueilli le premier et le quatrième quart de la saignée dans l'un des vases; dans l'autre, le deuxième et le troisième quarts; j'ai mis de côté le premier vase pour laisser coaguler l'albumine; j'ai, au contraire, remué vivement le sang qui se trouvait dans le second vase; j'ai battu le sang à sa sortie de la veine avec un petit balai de bouleau, et j'ai recueilli avec beaucoup de soin toute la fibrine de cette seconde partie. J'ai reçu cette substance sur un tamis de soie, et, après l'avoir lavée minutieusement, je l'ai séchée jusqu'à ce que, pesée quatre fois, à un quart d'heure d'intervalle, elle ne variât point en pesanteur. Opérant ensuite sur le sang contenu dans le second vase, j'ai séparé le sérum du caillot, en prenant les soins les plus minutieux pour qu'il ne s'effectuât aucun mélange de sérum avec les globules, puis j'ai desséché l'un et l'autre.

Le poids de la fibrine sèche donne le poids de la fibrine du caillot; le poids du sérum donne le poids de l'eau et des matériaux solubles du sang; le poids du caillot desséché indique la quantité d'eau qu'il contenait, et une simple proportion donne le poids des matériaux solubles qu'il retient. Si, maintenant, on retranche le poids de la fibrine, plus le poids des matériaux solubles, il reste pour différence le poids des globules.

On a ainsi le poids :

1° De la fibrine;

2° Des globules;

3° Des matériaux solubles du sang;

4° De l'eau.

M. Leconte préfère pour *défibriner* le sang, l'agiter dans une éprouvette, jusqu'à ce que la fibrine s'en soit séparée et apparaisse à la partie supérieure, tandis que le sérum reste au milieu, et que les globules se précipitent au fond du vase.

Lorsqu'on examine une petite quantité de sang, ce procédé peut très-bien être employé avec avantage; mais, lorsque l'on agit sur 1,200 grammes de sang, par exemple, le procédé de MM. Andral, Gavarret et Delafond, proposé par M. Dumas, me parait préférable.

Voici le résultat de mes analyses.

PREMIER TABLEAU

ANALYSE DU SANG DE CHEVAUX SAINS, AGÉS DE 4 A 5 ANS ET SOUMIS A LA RATION ORDINAIRE.

NUMÉROS	FIBRINE	GLOBULES	MATÉRIAUX solubles DU SANG	EAU
1	4,25	111,6	89,35	794,80
2	4,12	107 3	82.8	806,42
3	4,50	105,3	88,1	802,10
4	4,30	110,8	84.6	800.30
5	3.80	112.7	81.7	801.81

DEUXIÈME TABLEAU

4 A 5 ANS. — CHEVAUX ATTEINTS DE GOURME.

NUMÉROS ET MALADIES	FIBRINE	GLOBULES	MATÉRIAUX solubles DU SANG	EAU
1. Cheval atteint de gourme intense avec complication d'angioleucite; saignée faite le quatrième jour après le développement de la maladie.	5,5	109,5	80.7	804.3
2. Gourme intense compliquée de maladie de poitrine; saignée du troisième jour de la gourme et du premier du développement de la maladie de poitrine.	8.2	67.7	74.7	849.40
3. Gourme intense avec jetage, sans glandes; saignée du deuxième jour de l'apparition de la maladie.	5.25	98.7	81.30	814.75
4. Gourme intense sans jetage; ganglion de l'auge fortement engorgé; saignée le deuxième jour.	4,80	106.90	83.5	804.80
5. Gourme bénigne, avec jetage et empâtement de l'auge; saignée le troisième jour de l'apparition de la maladie.	5,1	103,4	82.7	808,81
6. Gourme bénigne, avec jetage et empâtement de l'auge; saignée le quatrième jour de l'apparition de la maladie.	5,3	102,5	81,8	810,40

TROISIÈME TABLEAU

4 A 5 ANS. — CHEVAUX ATTEINTS DE MALADIE DE POITRINE.

NUMÉROS ET MALADIES	FIBRINE	GLOBULES	MATÉRIAUX solubles DU SANG	EAU
1. Pleuro-pneumonie aiguë ; saignée du premier jour de la maladie.	7,9	85,8	95,4	810,91
2. Pneumonie aiguë très intense ; saignée le premier jour de la maladie.	8,8	88,4	91,6	809,25
3. La même maladie que le nº 1 ; saignée du deuxième jour de l'apparition de la maladie. *Guéri.*	8,7	75,6	84,5	831,20
4. Pleurésie, aiguë au début.	6,90	95,6	88,3	809,20
5. Même maladie que le nº 4. Le soir du deuxième jour la pleurésie se complique de pneumonie. L'animal est très-malade ; saignée de cette époque.	7,8	78	85,4	828,80
6. Même maladie que les nºs 4 et 5 ; saignée du quatrième jour, cinq heures avant la mort.	8,95	60	84,9	845,15
7. Même maladie que le nº 2. Troisième jour de la maladie, il y a beaucoup d'amélioration. *Guéri.*	6,6	95,4	85,2	806,80
8. Cheval d'un particulier, de l'âge de cinq ans, atteint de pleuro-pneumonie, compliquée d'engorgement charbonneux aux sétons situés sur les côtes ; saignée de la veille de la mort (sixième jour de la maladie).	8,4	94,6	91,2	805,80

TROISIÈME TABLEAU (Suite)

4 A 5 ANS. — CHEVAUX ATTEINTS DE MALADIE DE POITRINE.

NUMÉROS ET MALADIES	FIBRINE	GLOBULES	MATÉRIAUX solubles DU SANG	EAU
9. Même maladie que le n° 8 ; trois heures avant la mort.	8,1	89,7	78,8	823,40
10. Pleuro-pneumonie, compliquée d'épanchement ; saignée du quatrième jour de la maladie.	6,4	99,3	97,8	796,50
11. Même cheval, journée de la mort, sept jours après la naissance de la maladie.	8,3	82,1	87,6	822
12. Pneumonie intense au début ; premier jour.	5,2	96,5	85,7	812,60
13. Même que le précédent ; troisième jour de la maladie ; il y a complication de la pleurésie.	6,5	100,2	99,4	788,4
14. Même que le n° 13 ; en voie de guérison ; sixième jour de la maladie.	4,7	108,2	84,6	802,50
15. Pleuro-pneumonie excessivement intense, accompagnée de symptômes les plus alarmants.	1er jour, 7,9 2e id. 8,1 3e id. 8,8 3 heures avant la mort.	64,1 55,9 38,3	73,7 66,8 63,4	854,30 859,20 889,50
16. Cheval atteint de farcin général et de morve chronique ; saignée avant l'abattage.	6,3	76,6	83,8	833,30
Depuis trois mois que le farcin avait débuté, cet animal était surabondamment nourri. Il recevait double ration d'avoine.				

Je le répète, ces analyses ne peuvent être considérées que comme un essai ; cependant cette persistance dans l'augmentation sensible de la fibrine mérite quelque attention; elle m'a frappé, surtout après les expériences qu'a faites M. Magendie. L'illustre professeur du Collége de France a trouvé, au contraire, une diminution constante dans les proportions de fibrine sur des vaches atteintes de la pneumonie épizootique. Ce savant médecin pense que les procédés qui ont constaté l'augmentation de la fibrine dans ce genre de maladie, et dans toutes celles dites inflammatoires, ne sont pas aussi exacts que ceux qu'il a mis en usage ; mais les méthodes employées pour le sang des animaux sains et des malades sont les mêmes, et les erreurs ne peuvent changer les résultats observés.

Cette différence dans les proportions obtenues doit provenir de causes physiologiques inconnues jusqu'ici.

Je dois dire que les chevaux malades sur lesquels j'ai expérimenté étaient tous dans un état pléthorique, résultant de l'engraissement auquel on les avait soumis avant de nous les livrer. C'est là probablement ce qui explique cette augmentation si remarquable de fibrine. Une circonstance m'a encore frappé dans ces analyses : c'est l'augmentation considérable de fibrine chez le cheval n° 2 du deuxième tableau. Cette augmentation est due, sans aucun doute, à la complication de pneumonie survenue le troisième jour du développement de la gourme. Ainsi, la fibrine est arrivée à 8,2, tandis que le sang des autres gourmeux n'a pas dépassé 5 en moyenne.

J'ai été utilement secondé dans ces expériences par M. Lepetit, professeur de pharmacie et chimiste distingué à Caen.

XII

QUALITÉS DE L'URINE.

Les anciens médecins, dit M. Becquerel, se sont beaucoup occupés des caractères physiques de l'urine. Ainsi, dans la majeure partie des écrits hippocratiques et dans les ouvrages de l'école grecque, on voit que les médecins d'alors prenaient en grande considération, au point de vue du diagnostic et du pronostic des maladies, les modifications éprouvées par l'urine.

On comprend combien d'erreurs ils devaient commettre, puisque, n'ayant aucune connaissance en chimie, ces médecins ne pouvaient que comparer *physiquement* les urines entre elles, et en établir la différence d'après le simple aspect.

Depuis, l'urologie n'avait guère avancé.

C'est, je crois, à un ancien membre de la Commission hippique, au savant Rayer, que nous devons en partie les vérités importantes et les faits précieux constatés par la science moderne. Ce médecin, en effet, a résumé, en y ajoutant le résultat de ses observations éclairées, tout ce qui a été écrit sur l'urologie depuis Hippocrate jusqu'à nos jours.

Rayer est un des premiers médecins qui ont fait connaître le parti qu'on peut tirer du microscope pour découvrir et étudier la nature des divers sédiments de l'urine.

Plus tard, MM. Lecanu et Becquerel, le premier pour les urines d'individus sains, et le second pour les urines d'individus malades, sont venus démontrer la manière de faire les analyses avec une précision mathématique, et ils ont donné des résultats incontestables.

M. Becquerel, notamment, a traité cette partie avec le plus grand talent.

On a encore conservé de nos jours les distinctions que les anciens établissaient entre les urines rendues à diverses époques de la journée. Ainsi, on appelle *urine de boisson* celle qui a peu séjourné dans la vessie ou celle qui est rendue après l'ingestion abondante de boissons aqueuses; *urine de digestion* celle qui est rendue quelques heures après le repas; enfin, on appelle *urine de nutrition* celle qui a séjourné longtemps dans la vessie. Celle-ci s'est ordinairement dépouillée, par absorption, d'une partie de son principe aqueux; elle est plus odorante, plus épaisse et plus foncée en couleur que les précédentes.

Je n'ai pas trouvé de différence sensible, quant à la qualité, entre les urines des chevaux atteints de gourme et celles des chevaux atteints de maladie de poitrine. Ce liquide, dans l'une et dans l'autre de ces maladies, mais notamment dans les affections de poitrine, est épais, *très-coloré* (coloration qui est souvent d'un jaune foncé), filant, et d'une odeur excessivement forte et persistante, au point que l'appartement où j'ai fait apporter ce liquide pour l'étudier a conservé pendant longtemps une odeur urineuse extrêmement désagréable.

Dans les gourmes, dans les pleurésies, dans les pneumonies et les pleuro-pneumonies, l'urine est généralement *acide*; elle rougit le papier de tournesol; ce papier rougi a été ramené au bleu quand je l'ai trempé dans l'urine des chevaux sains.

XIII

DES LÉSIONS PATHOLOGIQUES, OBSERVÉES A L'AUTOPSIE, A LA SUITE DE LA PLEURÉSIE, DE LA PNEUMONIE ET DE LA PLEURO-PNEUMONIE.

Si nous avons établi en principe que la pleurésie est rarement simple, et qu'elle est presque toujours, au contraire, accompagnée de pneumonie, c'est que les autopsies que nous avons faites nous ont autorisé à avancer cette proposition.

En effet, rarement nous avons trouvé les plèvres malades sans que les poumons participent à la maladie; il en est de même des lésions des poumons ; elles sont presque toujours accompagnées de celles des plèvres.

Voici les lésions que nous rencontrons le plus généralement à l'autopsie. Nous allons décrire d'abord celles des plèvres.

Parmi les caractères anatomiques, on doit considérer l'état de la plèvre et la nature de l'épanchement.

Dans le plus grand nombre des cas où la plèvre s'enflamme, elle présente des vaisseaux remplis de sang, qui y donne parfois une teinte rouge uniforme, et le tissu cellulaire sous-séreux est injecté et infiltré de sérosité. En outre, la plèvre enflammée verse dans sa cavité un produit morbide très-variable, et qui, le plus souvent, donne lieu à la formation de fausses membranes et à des collections de liquide. Quand la pleurite a été de moyenne intensité, les plèvres sont quelquefois, sous le rapport de leur rougeur, comme dans l'état normal; elles présentent cependant de petits points rougeâtres, et les vaisseaux sont plus apparents; mais, presque toujours, la plèvre semble avoir augmenté d'épaisseur par l'infiltration du tissu sous-séreux. Dans beaucoup de cas, elle a perdu de sa consistance, elle est ramollie, décomposée, et la maladie semble s'être terminée par la gangrène.

Le liquide et les productions accidentelles solides sont très-variables, tant sous le rapport de la qualité que sous celui de la quantité. La quantité de liquide est toujours considérable; elle varie depuis vingt jusqu'à quarante, cinquante et soixante litres. De nombreuses variétés se présentent dans cette sérosité exhalée par la plèvre malade; tantôt la matière est blanchâtre, opaque et comme laiteuse; tantôt elle est transparente, limpide; d'autres fois de couleur citrine, rouge, roussâtre, et, quelquefois enfin, purulente, mais toujours inodore.

Lorsque la pleurésie a été très-intense et la marche très-rapide, on trouve presque toujours des flocons coagulés qui nagent dans le liquide.

Dans l'homme et dans le chien, la collection séreuse n'occupe le plus souvent qu'un seul côté de la poitrine : c'est le contraire chez le cheval. Rigot a fait connaître les ouvertures nombreuses dont le médiastin est criblé, et qui produisent un épanchement double.

Delafond a fait remarquer que, dans toutes les pleurésies avec épanchement, il y a fréquemment rupture du médiastin; c'est à ce point que la ponction opérée sur un seul côté suffit pour vider les deux sacs des plèvres.

Cette disposition, si importante à connaître, explique la gravité des épanchements pleurétiques chez le cheval; et, comme l'ont fait remarquer Delafond et M. Bouley, elle rend obscure et difficile la distinction du côté de la poitrine où siége la pleurésie, le liquide coulant d'un sac dans l'autre, de manière à produire un double hydrothorax.

La matière qui constitue les fausses membranes est le coagulum du sang. La forme et l'étendue de ces fausses membranes sont très-variables; quelquefois elles s'entrecroisent en différents sens et forment de véritables cellules assez épaisses; d'autres fois, elles sont à peine cohérentes, se détachent en fragments inégaux, à mesure qu'elles sont produites, et se mêlent à la sérosité, dans laquelle elles nagent en forme de flocons.

Souvent elles enveloppent entièrement le poumon, et sont partout adhérentes, etc.

Leur formation commence par des granulations blanchâtres, qui ne tardent pas à se réunir et à former le réseau cellulaire dont nous venons de parler.

Pendant longtemps on les a considérées comme étant de nature albumineuse; mais des analyses chimiques, faites avec soin, ont démontré qu'elles sont spécialement formées par la fibrine du sang.

On distingue, dans ces productions, deux parties; l'une solide, fibrineuse, l'autre albumineuse. Quand on enlève ces fausses membranes avec précaution, on découvre sur les plèvres de petites granulations semblables à des villosités, et correspondant à des enfoncements.

On ne sait pas encore positivement si l'épaississement qu'on remarque dans le tissu de la plèvre enflammée est le résultat simple de la phlogose, ou s'il est produit par des tubercules miliaires, ou bien par des couches minces pseudo-membraneuses.

Assez souvent, les fausses membranes qui entourent les poumons et les plèvres costales sont réunies entre elles par des lames de même nature qui se rendent des unes aux autres. Quand le poumon est enveloppé en entier, elles font paraître cet organe comme ulcéré à sa surface; mais si l'on vient à les enlever, l'organe reparaît avec son aspect lisse accoutumé.

Leur épaisseur varie beaucoup : quelquefois elles se détachent de la plèvre et flottent librement dans la sérosité; on trouve même souvent des masses assez considérables d'exsudation albumineuse concrète, dont la forme irrégulière, globuleuse ou ovoïde, annonce qu'elles n'ont jamais été adhérentes à la plèvre.

Le nombre des fausses membranes est ordinairement en raison directe de la violence de l'inflammation; en général, elles ne se développent que sur différents points de la plèvre; on les a vues cependant quelquefois unissant les deux surfaces de l'enveloppe pulmonaire.

Leur tissu se convertit, à la longue, en tissu cellulaire séreux.

Telles sont les lésions que l'on observe généralement à l'état aigu.

Si l'animal ne succombe pas, ces pseudo-membranes passent par deux états : 1° l'inorganique; 2° l'organisé. Dans le premier état, elles sont mollasses, non animalisées, assez épaisses. Dans le dernier état, elles diminuent d'épaisseur, et deviennent aussi minces que la plèvre elle-même ; elles admettent un fluide blanc, sont vivantes, susceptibles de s'enflammer ; elles paraissent enfin jouir de la même vitalité que les plèvres.

Quand l'animal a succombé à une pleurésie chronique qui a parcouru lentement ses périodes, les désordres sont beaucoup plus graves. Les fausses membranes sont plus friables et comme grumeleuses, le liquide épanché est d'un jaune citrin, mêlé souvent à de fausses membranes parvenues à l'état d'organisation. Ces dernières ont contracté des adhérences nombreuses. Ainsi on remarque des brides ligamenteuses, souvent très-fortes, qui attachent la face pulmonaire avec la face costale ou la diaphragmatique. On rencontre des filaments rougeâtres, résistants et flottants sur les faces libres de la plèvre, dont le tissu, en certains points, est épaissi, et dont la surface est rugueuse et dure.

Généralement, la plèvre est épaissie par l'addition de fausses membranes, s'appliquant à la surface libre; elles sont injectées, résistantes, et à surfaces rugueuses. D'autres fois, elles offrent l'aspect de granulations rouges, égalant ou surpassant en grosseur la tête d'une épingle.

Le liquide épanché qui, comme je l'ai dit, est ordinairement de couleur citrine, se coagule quelquefois par le refroidissement, et prend la consistance de la gelée de viande.

La quantité de ce liquide est ordinairement très-considérable. Il refoule habituellement les poumons vers la partie supérieure de la poitrine; ces organes semblent souvent atrophiés, et on les trouve maintenus dans cette position si anormale par de fausses membranes durcies, épaisses; j'en ai même vu de fibro-cartilagineuses qui les empêchaient de se dilater. Enfin, les poumons participent presque toujours à la maladie. Et pourrait-il en être autrement? Il est évident que le poumon, sur lequel est appliqué une portion de la plèvre malade, s'enflamme fort souvent par contiguïté, et se présente, à l'autopsie, plus ou moins engorgé, hépatisé, ou bien tout à fait induré, avec ou sans tubercules.

Voilà, à peu de choses près, les lésions que l'on rencontre le plus généralement à l'autopsie des jeunes chevaux morts de pleurésie.

Relativement au temps que l'épanchement et les fausses membranes mettent à se former, tous les vétérinaires savent aujourd'hui que ces altérations peuvent se produire en très-peu de temps, même sur le cheval le mieux constitué. On connaît, du reste, à cet égard, les expériences de Dupuy, Hamont, Delafond, etc.; elles prouvent que l'épanchement et les fausses membranes se forment avec une très-grande rapidité.

Nous allons maintenant faire connaître les lésions qu'offrent les poumons des jeunes chevaux succombant aux suites de la pneumonie. Nous dirons d'abord que nous trouvons fréquemment des lésions chroniques du poumon, accompagnant les lésions aiguës; c'est ce qui explique, dans ces cas, la terminaison insolite de cette maladie.

L'affection aiguë n'attaque habituellement qu'un côté de la poitrine; et, chose remarquable, c'est presque toujours, de préférence, le poumon sain que l'inflammation envahit. L'expérience a suffisamment démontré que, lorsque le poumon non affecté est dans des conditions normales, il peut suffire à la respiration de l'animal; qu'alors la congestion et l'inflammation, vivement combattues, peuvent être conduites à la résolution. Mais il ne peut en être ainsi chez les chevaux qui ont un poumon atteint de maladie chronique; le poumon épargné par la maladie aiguë, est depuis longtemps imperméable à l'air et au sang, dans une grande partie de son étendue, par l'effet d'une induration grise, ou au troisième degré, pour parler le langage des pathologistes. On conçoit facilement alors que, par l'effet de l'invasion de la nouvelle maladie, l'animal se trouve tout à coup privé des surfaces respiratoires rigoureusement indispensables à l'entretien de la vie, puisqu'elles sont réduites au cinquième ou au sixième de leur étendue ordinaire. Il doit donc succomber dans cette période de la maladie, qu'on appelle asphyxie, telle qu'on l'observe dans les circonstances où la pneumonie envahit les deux poumons à la fois.

Je ne fais ici que constater cet état morbide latent, en quelque sorte, préexistant aux maladies aiguës de la poitrine, et qui les rend souvent irrémissiblement mortelles. Mais il est important de signaler les causes de l'affection primitive : c'est la seule voie que nous ayons pour arriver à l'indication précise des moyens à l'aide desquels on pourrait prévenir ces altérations, ou y opposer un traitement convenable.

C'est ce que nous ferons en traitant de l'étiologie de ces maladies.

Revenons, pour le moment, aux lésions des poumons, et aux altérations essentielles de ces organes, produites par l'inflammation de leur parenchyme.

Cette étude est rendue doublement importante, et par la gravité de ces altérations, et par leur fréquence sur nos jeunes chevaux. Il a été constaté, par les recherches d'anatomie pathologique, que l'inflammation du poumon ne produit d'abord qu'un engorgement de vaisseaux, une turgescence avec exhalation séreuse dans les mailles de son tissu. En cet état, il est déjà plus pesant, il offre une couleur foncée, et est devenu beaucoup plus consistant; mais il est encore crépitant : lorsqu'on l'incise, les fluides qui l'engorgent s'écoulent, et jusque-là l'on reconnaît la structure de l'organe. La maladie faisant des progrès, le tissu du poumon prend un autre aspect; il passe à l'induration rouge, ou au deuxième degré, et bientôt arrive au troisième, dans lequel la masse pulmonaire est entièrement compacte, tout à fait imperméable; elle paraît alors de couleur jaune paille ou grisâtre, et se déchire facilement.

Les lésions qui se présentent presque toujours sont : l'hépatisation rouge ou grise, et des foyers purulents dans l'un des poumons; dans l'autre, des traces d'une inflammation aiguë des plus violentes. Quand il y a hépatisation, le tissu pulmonaire est compacte dans la partie hépatisée: la texture de l'organe ressemble à celle du foie; l'air ne pénètre plus dans sa substance; il a un poids spécifique plus considérable que l'eau, dans laquelle il s'enfonce alors; le parenchyme est faible. Est-il incisé, la tranche est nuancée irrégulièrement de rouge, de brun, de blanchâtre et parfois de violet. Ces différentes teintes, que l'on rencontre très-souvent, sont dues, comme l'a fait observer Rigot, à des portions de parenchyme restées saines, à du sang combiné avec les tissus, et à une altération des lames du tissu cellulaire enflammé.

Par la pression, on obtient souvent un liquide rougeâtre, quelquefois partiellement puriforme.

Comme nous venons de le dire, il y a deux degrés d'hépatisation : 1° l'hépatisation rouge; 2° l'hépatisation grise.

Dans la première, le sang coagulé n'a pas encore perdu sa couleur rouge foncé; la seconde est la même affection plus avancée; les matériaux du sang sont altérés, décomposés; la matière colorante a disparu, et la masse totale ramollie ne laisse plus voir de trace d'organisation. Ici, les parties malades du poumon réfléchissent une teinte rougeâtre ou grisâtre.

Enfin, les altérations sont très-variables, suivant le degré et l'ancienneté de l'affection. Ainsi, nous trouvons les indurations tantôt peu colorées, tantôt formant des lignes blanches, sinueuses, et comme des cloisons adossées les unes aux autres. On observe aussi quelquefois dans ces organes une matière purulente, putride. Dans tel sujet, le pus est disséminé au milieu du parenchyme, où il forme de très-petits foyers; dans tel autre, il est, au contraire, réuni en vastes collections ou en abcès; mais, ordinairement, ces désordres ne se produisent que dans un seul poumon, et même dans une partie de cet organe.

Enfin, nous dirons que les lésions trouvées à l'autopsie sont généralement à peu près les mêmes. Sur presque tous les chevaux, ce sont toujours des désordres indiquant que l'animal a succombé le plus souvent à une pleuro-pneumonie. Pour nous résumer, voici les lésions le plus fréquemment observées.

Épanchement, souvent considérable, dans la poitrine, de couleur très-variable, tenant ordinairement en suspension des flocons albumineux ou des débris de fausses membranes.

Les plèvres sont presque toujours épaissies, adhérentes et recouvertes de nombreuses fausses membranes.

Les poumons présentent des traces d'inflammation violente. L'un est souvent hépatisé, comme *carnifié*, et laisse voir des abcès purulents ou des tubercules. L'autre offre constamment des traces d'une violente inflammation aiguë, qui a quelquefois désorganisé la trame parenchymateuse. Ces organes sont parfois d'un volume énorme, etc.

Voilà, à peu de chose près, les lésions que nous rencontrons, et que nous pouvons signaler comme indicatrices de la pleuro-pneumonie.

Du reste, il en est de même chez l'homme. Là aussi, les autopsies font généralement reconnaître des lésions des plèvres en même temps que des altérations du poumon.

Voici ce que m'écrit un célèbre médecin que j'ai consulté sur cette question.

. . . .

. . . « La plèvre participe presque toujours à l'inflammation du « poumon. Le plus ordinairement, la phlegmasie de la membrane « séreuse est limitée aux points correspondant à la pneumonie, « et l'on trouve le feuillet viscéral tapissé de fausses membranes « albumineuses, tantôt minces, molles et transparentes, tantôt plus « épaisses, plus opaques. Ces fausses membranes font quelque-« fois adhérer les surfaces contiguës, et, chez le plus grand nom-« bre des sujets, on trouve, en outre, dans la cavité pleurale, « quelques cuillerées de sérosité ordinairement un peu lourde.

« Cette pleurésie partielle, quoique très-fréquente, manque « cependant quelquefois, et même dans le cas où la pneumonie « est arrivée jusqu'à la surface du poumon. Dans quelques autres « cas, l'inflammation de la plèvre est plus étendue et accompagnée « d'un épanchement plus ou moins considérable.

« Dans la pneumonie *profonde* ou centrale, celle qui est bor-« née soit au centre, soit à la région médiastine du poumon, on « ne constate point d'inflammation de la plèvre, tant qu'elle s'est « limitée à ces parties; mais pour peu qu'elle gagne, et c'est ce « qui arrive habituellement, la face externe du viscère, la pleu-« résie locale apparaît.

« Dans ces pneumonies, dites hypostatiques, dans celles des « vieillards et des enfants, cette complication est assurément beau-« coup moins commune que dans la pneumonie des adultes ; tou-« tefois, il n'est pas encore rare de la rencontrer...»

J'ai signalé plusieurs cas de pleuro-pneumonie accompagnée d'altération du sang.

Voici les lésions que j'ai trouvées à l'autopsie des chevaux qui ont succombé à ce genre d'affection. Les désordres ont été plus généraux que dans la pleuro-pneumonie ordinaire.

Dans la trachée et dans les bronches, on trouvait souvent une écume livide, d'une odeur infecte; la muqueuse de la trachée présentait fréquemment des ulcérations.

Les plèvres renfermaient ordinairement un liquide rougeâtre, parfois d'une odeur gangréneuse. Ces membranes étaient d'un rouge-brun, fortement ecchymosées, et recouvertes de fausses membranes.

Les poumons paraissaient généralement noirs ou verdâtres, et présentaient un tissu d'un rouge noir, se déchirant facilement, et renfermant un liquide noirâtre, spumeux et d'odeur gangréneuse, etc.

La membrane muqueuse de l'estomac et de l'intestin était en général fortement ecchymosée. Ces ecchymoses se faisaient remarquer dans toute l'étendue de l'intestin, jusqu'au rectum. On rencontrait parfois des ramollissements, des épaississements, et enfin des ulcérations de la muqueuse.

Rien de particulier dans les glandes de Peyer ni de Brunner.

Tels sont les désordres que j'ai observés sur les chevaux morts de la pleuro-pneumonie, accompagnée d'altération du sang.

Cette maladie avait été occasionnée, comme nous le verrons plus loin, par l'usage de fourrages de mauvaise qualité, et contenant peu de matières nutritives : ce mauvais régime avait amené l'appauvrissement du système sanguin, et cet appauvrissement avait lui-même déterminé l'apparition des troubles dans les fonctions respiratoires, ainsi que dans le système digestif.

Ce développement de symptômes anormaux, insolites en quelque sorte, est, du reste, toujours consécutif aux altérations du fluide sanguin.

On reconnait facilement cette variété des maladies de poitrine, en ce que, d'abord, le sang est noirâtre et se coagule très-imparfaitement : ensuite, les symptômes offerts par la maladie sont contraires à ceux qu'on observe dans les affections ordinaires des organes de la respiration.

XIV

RECHERCHER SI LES AFFECTIONS DÉCRITES, AINSI QUE LES ALTÉRATIONS QU'ELLES LAISSENT APRÈS ELLES, PEUVENT RÉELLEMENT PRÉDISPOSER A LA MORVE, OU MODIFIER LA CONSTITUTION DU CHEVAL DE TROUPE, DE MANIÈRE A ABRÉGER SON TEMPS DE SERVICE ET SON EXISTENCE.

Nous appuyant sur notre longue expérience personnelle, nous croyons que généralement les maladies de poitrine *bien guéries* n'influent pas sur la constitution du cheval de manière à abréger la durée de son existence, et qu'elles ne le prédisposent nullement à la morve.

Mais je dis *bien guéries*, car il est positif que, lorsqu'il reste dans les poumons des indurations, telles que tubercules, hépatisation grise, etc., il est absolument hors de doute que, dans cet état, le cheval de troupe ne fera pas un service de longue durée, et que la moindre cause déterminera chez lui une nouvelle affection, presque toujours mortelle.

Depuis que je suis vétérinaire militaire je n'ai vu que cinq cas de morve succéder aux maladies de poitrine; c'est pendant la convalescence, que cette terminaison a eu lieu. Les chevaux n'étaient pas sortis de l'infirmerie, où on les avait retenus comme étant encore malades et en traitement; et, chose remarquable, les poumons de ces animaux n'ont offert aucune lésion!

La morve a été déterminée, dans ces cas, par l'appauvrissement des sujets, qui étaient presque tombés dans le marasme en conséquence de l'alimentation insuffisante qu'ils prenaient.

Nous avons été trois ans vétérinaire en second dans un régiment d'artillerie, pendant que l'effectif des chevaux était au complet, et deux ans à l'école de cavalerie, où il y a de nombreux chevaux de tous les âges et de presque toutes les provenances.

Dans l'un comme dans l'autre poste, mais surtout dans le premier, nous avons observé de nombreux cas de morve et de maladie de poitrine. Eh bien! tous les cas de morve étaient spontanés, et les chevaux chez lesquels ils se déclaraient offraient les caractères de la santé la plus brillante. L'immense majorité de ces animaux n'étaient même jamais entrés dans nos infirmeries depuis leur arrivée au régiment.

Je sais bien que la plupart des vétérinaires de l'armée signalent les maladies de poitrine comme laissant après elles des altérations organiques plus ou moins profondes qui, plus tard, favorisent le développement de la morve ou d'autres maladies souvent mortelles.

En fait de science, une opinion, sans faits qui l'étayent, ne saurait être admise comme vérité positive, et l'autorité des savants, quels qu'ils soient, est nulle devant les faits. En médecine, on n'a malheureusement que trop l'habitude de tirer, de faits mal observés, des conséquences que l'expérience n'a pas confirmées.

Il est aisé de dire que les maladies de poitrine prédisposent à la morve; mais où sont les faits qui appuient cette proposition? En a-t-on d'assez nombreux, d'assez positifs, d'assez concluants pour en déduire cette conséquence? Je ne le pense pas ; et où en serions-nous si cette affirmation était vraie? Sur cent chevaux reçus dans notre dépôt, il y en a toujours au moins soixante-dix à quatre-vingts qui sont atteints de maladies de poitrine. Ainsi, en remontant à cinq années, par exemple, nous trouvons que ces maladies sont arrivés à un chiffre considérable.

C'est ce que nous démontrons dans le tableau suivant :

ÉPOQUES DES ENTRÉES	NOMBRE des CHEVAUX ENTRÉS à l'infirmerie.	NOMBRE des CHEVAUX ATTEINTS de maladies de poitrine.
Du 1er juillet 1847 au 1er juillet 1848 . . .	1.193	896
Du 1er juillet 1848 au 1er juillet 1849 . . .	1.258	925
Du 1er juillet 1849 au 1er juillet 1850 . . .	1.480	1.109
Du 1er juillet 1850 au 1er juillet 1851 . . .	1.667	1.152
Du 1er juillet 1851 au 1er juillet 1852 . . .	1.535	1.059
TOTAUX	7.133	5.141

On voit que, dans l'espace de cinq années, sur sept mille cent trente-trois chevaux entrés dans nos infirmeries, cinq mille cent quarante et un ont été atteints d'affections pulmonaires plus ou moins graves.

Si les chevaux atteints de ces affections conservaient des lésions organiques; si ces maladies, en un mot, portaient une si grave atteinte à la constitution du sujet, comme plusieurs vétérinaires l'ont avancé, les trois quarts de nos chevaux feraient un bien mauvais service, et leur existence serait bien courte.

Mais il est prouvé, au contraire, que les chevaux provenant du dépôt de Caen sont les meilleurs, ceux qui résistent le mieux aux fatigues; on les signale, dans presque tous les rapports, comme bons, bien conformés, ayant la poitrine ouverte, la côte bien faite, les membres forts; ils sont faciles à dresser; ils font d'excellents chevaux de guerre, lorsqu'ils ont été ménagés jusqu'à l'âge de six ans. Enfin, on les cite comme faisant *un bon et long service.*

A l'École militaire de Saumur j'ai vu, comme je l'ai déjà dit, des chevaux de toutes les provenances. Eh bien, j'ai remarqué que ceux venant de Caen avaient, une fois faits, une santé *de fer*, et présentaient une longévité très-remarquable. J'ai vu même, dans cet établissement, plusieurs chevaux arriver avec des traces de vésicatoires, de sétons sous la poitrine, etc., traces qui indiquaient assez la nature de la maladie qui avait sévi sur ces animaux depuis peu de temps, et cela ne les empêchait pas de faire un bon service.

Je suis pourtant loin de nier que ces affections ne laissent jamais de traces, et j'ai même avancé précédemment un fait vrai, quand j'ai dit que plusieurs des chevaux que nous perdons dans notre dépôt nous offrent, à l'autopsie, des lésions d'affections anciennes de la poitrine.

On pourrait très-bien nous objecter, d'après cela, que puisque nous trouvons des lésions anciennes sur les chevaux que nous perdons, lésions qui sont la suite des maladies de poitrine dont ces chevaux ont été atteints avant de nous être livrés; on pourrait, dis-je, nous demander comment nous pouvons croire que les chevaux traités par nous pour ces maladies dans notre dépôt, et qui en partent guéris, ne conservent pas généralement des lésions organiques semblables à celles que nous venons de signaler.

Relativement à plusieurs des chevaux qui succombent ici, voici ce que nous aurions à répondre. Nous avons dit qu'il a été constaté, par des recherches d'anatomie pathologique, que l'inflammation du poumon ne produit d'abord qu'un engorgement des vaisseaux avec exhalation séreuse dans les mailles de son tissu : en cet état, il est déjà plus pesant; il présente une couleur foncée et une consistance beaucoup plus grande, mais il est encore crépitant : lorsqu'on l'incise, les fluides qui l'engorgent s'écoulent, et l'on reconnait encore la structure de l'organe.

A cette période de la maladie, si le traitement convenable est employé avec énergie, le dégorgement des vaisseaux s'opère, de même que l'absorption des fluides exhalés, et l'organe revient à son état normal; mais si le traitement n'a pas été secondé par le régime et le repos nécessaires pour que la convalescence s'établisse, la maladie prend un nouveau caractère : le tissu du poumon présente un autre aspect; il arrive à l'induration grise, ou au deuxième degré, et bientôt après s'établit le troisième degré, dans lequel le poumon devient compacte, s'indure, etc.

Les cultivateurs de ce pays-ci ne comprennent généralement pas assez que la plupart des maladies de poitrine, et celles même qui n'offrent à leur début que peu de gravité, peuvent revêtir secondairement un caractère fâcheux; qu'il est toujours utile de leur opposer, pendant un temps plus ou moins long, un traitement approprié, puis des soins hygiéniques, indispensables au complet rétablissement de l'animal. Or, ils ne refusent que trop souvent au régime et au repos le temps nécessaire pour la complète résolution de ces affections : de là, les convalescences imparfaites, les rechutes fréquentes, et, en dernier lieu, l'établissement et la persistance de quelques accidents secondaires que nous signalons.

Ces mauvais procédés ne sont pas suivis chez nous. Comme on le pense bien, nous prenons toujours la maladie au début, et nous la traitons énergiquement.

Nous secondons le traitement par le régime et le repos nécessaires, pour que la convalescence s'établisse, et celle-ci est l'objet de nos soins les plus attentifs; puis, quand nos chevaux sortent de l'infirmerie, ils passent toujours aux écuries des convalescents, où ils reçoivent encore, pendant longtemps des soins convenables.

Aussi sommes-nous persuadé que ces chevaux, après leur guérison complète, sont aussi aptes à faire un bon service, et ne sont pas plus prédisposés aux maladies que les chevaux qui n'ont pas été atteints par les affections de poitrine.

Depuis que nous avons reçu le programme des questions que nous traitons, nous avons minutieusement cherché à découvrir quelque différence entre les nombreux chevaux qui avaient eu des affections des organes thoraciques et ceux qui n'étaient même pas entrés à l'infirmerie, et nous n'avons jamais pu rien saisir.

Nous avons sous les yeux plusieurs chevaux faisant depuis longtemps un service pénible, et, quoique ces chevaux aient éprouvé jadis de graves maladies de poitrine, ni leur vigueur, ni leurs services n'en paraissent amoindris.

Je pourrais faire de nombreuses citations qui, toutes, prouveraient combien est hasardée l'assertion qui signale comme une des causes de la morve les lésions organiques persistant, dit-on, dans les poumons, à la suite des maladies de poitrine dont sont affectés les chevaux dans les dépôts de remonte.

Je suis bien loin de prétendre que ces maladies ne laissent *jamais* de traces dans les organes de la respiration; mais je soutiens que ces cas sont beaucoup plus rares qu'on l'a dit, surtout sur les chevaux bien conformés, à large poitrine, etc.

N'avons-nous donc pas assez de causes de maladie, sans aller en étendre gratuitement le cadre? A-t-on bien réfléchi au résultat qu'amènerait infailliblement, dans l'armée et dans le commerce, cette croyance, qui ferait voir un futur morveux ou un serviteur de peu de durée dans tout cheval qui aurait eu une maladie de poitrine?

A mon avis, on n'a pas compris toute l'importance d'une si triste prétention; on n'en a pas pesé les fâcheuses conséquences; et, avant de l'émettre, on aurait dû, ce me semble, l'appuyer de nombreuses et même surabondantes preuves. Parce qu'on aura remarqué quelques chevaux devenus morveux, après avoir été atteints de maladies de poitrine, on en pourra conclure que la seconde

affection a été la conséquence de la première, et faire de l'accident un principe général! Singulière façon de raisonner vraiment! Outre qu'une telle assertion ressemblerait fort à un paralogisme, elle est trop grave pour qu'on l'émette si légèrement; elle ne tendrait à rien moins qu'à discréditer tous les chevaux qui auraient eu des maladies de poitrine, et à diminuer la valeur d'animaux qui peuvent bien, au contraire, servir de la manière la plus satisfaisante.

N'ayant jamais rien observé jusqu'à ce jour qui puisse me faire partager cette opinion, je la repousse de toutes mes forces, jusqu'à ce que des faits nombreux, précis, et observés sur une vaste échelle, viennent me démontrer que je suis dans l'erreur.

Ainsi, pour résumer cette partie de la question, je dis que, dans le très-grand nombre des cas, les affections de poitrine, convenablement traitées et bien guéries, ne prédisposent nullement les chevaux à la morve, non plus qu'elles n'abrégent le temps de leurs services, ni celui de leur existence.

XV

FAIRE CONNAITRE LES CAUSES DE CES MALADIES, ET RECHERCHER SI ELLES NE SE RENCONTRERAIENT PAS EN PARTIE DANS LES PRATIQUES SUIVIES PAR LES ÉLEVEURS POUR METTRE LES CHEVAUX EN ÉTAT D'ÊTRE VENDUS.

Rien de plus vague, de plus hypothétique, de plus difficile à déterminer d'une manière certaine, que les causes des maladies en général.

Si l'on consulte les auteurs, on trouve qu'ils ont démesurément agrandi le cadre étiologique de presque toutes les maladies, et qu'ils ont notamment assigné une foule de causes aux maladies des organes pectoraux.

Aujourd'hui que les écuries militaires sont si salubres, si aérées, et que tout ce qui tient à l'hygiène et à la nourriture est si rigoureusement suivi et observé, les vétérinaires militaires ne peuvent pas, comme autrefois, entrer dans le vaste champ des hypothèses; et cette grande divergence d'opinions que l'on voyait encore surgir, il y a quelques années, ne saurait plus se manifester aujourd'hui.

Pour nous, nous n'avons à signaler qu'un petit nombre de causes comme prédisposant aux fréquentes maladies de poitrine que nous constatons annuellement sur nos chevaux, et comme déterminant ces affections. Mais, pour être peu nombreuses, ces causes n'en sont pas moins puissantes.

Nous mettrons en première ligne tout ce qui est relatif à la mauvaise éducation des chevaux, à leur état d'engraissement, et, par suite, de pléthore où se trouvent la plupart de ceux que nous recevons.

Une autre cause de ces maladies doit, selon nous, être attribuée à la température qui règne presque continuellement dans nos contrées, aux fréquentes variations qu'elle subit et à leur influence sur la peau.

Nous allons donner à l'étude de ces causes les développements qu'un tel sujet comporte. Les causes des maladies du cheval de troupe ne doivent pas être étudiées seulement à partir du jour où il entre dans nos écuries, et nous devons aussi les rechercher chez l'éleveur : or, bien que ce soit une vérité pénible à dire, en général, dans la contrée que nous habitons, les cultivateurs considèrent le cheval qu'ils élèvent uniquement comme une chose commerciale, qui doit leur rapporter le plus possible. Mais, pour ce qui est de se préoccuper de ce que devient l'animal, des services qu'il pourra rendre et des maladies qu'il est prédisposé à contracter, une fois qu'il est sorti de leurs écuries et qu'ils ont touché le prix de la vente, c'est à quoi ils ne songent pas plus qu'aux sacs de blé qu'ils ont vendus à la halle. Aussi trouve-t-on, dans ce pays, des gens très-honorables, indépendants par leur fortune et leur position, loyaux et honnêtes dans tous les actes de la vie, mais qui ne se font aucun scrupule de vous tromper, en vous vendant un mauvais cheval. Dans ces cas, ils n'ont pas d'amis, et, comme on l'a dit justement : « Ils tromperaient même leur père. »

Prenons maintenant les poulains, depuis le jour de leur arrivée chez le cultivateur ou l'éleveur, et étudions les différentes phases par lesquelles passent ces jeunes animaux jusqu'à l'âge de trois ans et demi, époque à laquelle ils nous sont livrés.

Les cultivateurs de la circonscription de notre dépôt achètent, le plus ordinairement au commencement de novembre, les poulains âgés de dix-huit mois. (On en achète aussi, mais en moins grand nombre, qui n'ont que six mois.) Jusqu'à ce moment, ces animaux, la plupart venus de loin, mais principalement de deux départements voisins, n'ont eu exclusivement pour nourriture que le lait de leur mère et l'herbe verte qu'ils paissent dans les prairies sur lesquelles ils sont abandonnés depuis leur naissance et durant toutes les saisons.

Arrivés chez leurs nouveaux propriétaires, les poulains âgés de six mois, et quelques-uns de ceux de dix-huit mois, sont placés en liberté, sous des hangars ou dans des écuries mal closes, que l'on tient, du reste, constamment ouvertes, et où, pour éviter une transition trop brusque, ces malheureux animaux passent l'hiver exposés à toutes les intempéries. On les abandonne, en quelque sorte, à la nature. Aussi en meurt-il un grand nombre des suites de maladies de poitrine; et, comme je l'ai dit plus haut, ces animaux étant généralement mal traités, ou pris trop tard quand ils sont malades, une partie de ceux qui ne succombent pas conservent souvent dans les poumons des affections chroniques, ce qui les prédispose à contracter si facilement, peu de temps après leur arrivée au dépôt, de nouvelles maladies des organes respiratoires.

Les premiers, ceux de six mois, passent l'hiver sous les hangars dont nous venons de parler, et ils sont mis dans les prairies, dès le printemps suivant, jusqu'à la Toussaint.

Les poulains de dix-huit mois sont bientôt rentrés à l'écurie, et on ne tarde pas à les atteler. Tous, du reste, commencent à travailler à ce dernier âge.

Jusqu'à cette époque, ils n'ont mangé que l'herbe verte des prairies, et les aliments les moins substantiels que les fermiers mettent en réserve pour cette destination. Leur nourriture se compose simplement de sainfoin le plus médiocre, souvent moisi et en petite quantité, et de paille à discrétion.

Une fois le travail commencé, la nature de l'alimentation est toujours la même; seulement elle est donnée en plus grande quantité, et la qualité en est ordinairement meilleure. On ajoute au sainfoin un peu de son qu'on délaie dans l'eau, et, dans quelques fermes *seulement*, on donne une très-faible ration d'avoine.

Cette nourriture étant insuffisante, débilite tellement ces jeunes chevaux, astreints d'ailleurs à un travail au-dessus de leurs forces, qu'ils sont généralement assez maigres.

Au printemps, ils sont tous mis au vert, mais sans discontinuer de travailler, à l'exception de ceux qu'on espère vendre aux haras. Ceux-là, on les ménage et on les nourrit mieux, sans toutefois leur donner l'avoine; ou, si on leur en donne, c'est en petite quantité.

L'état de faiblesse et de maigreur auquel ce traitement *irrationnel* réduit ces jeunes animaux, s'explique donc assez facilement. Car l'accroissement des organes étant le but commun où tendent toutes les fonctions de l'économie dans l'âge où ils se trouvent, il faudrait une nourriture plus substantielle et des travaux moins excessifs, pour que l'assimilation l'emportât sur les pertes.

Ajoutons qu'avec un régime si affaiblissant, coïncide le développement de la cavité thoracique, lequel amène un mouvement fluxionnaire vers les organes contenus dans cette partie; et nous verrons que la plus légère cause déterminante donnera lieu à l'invasion des affections pulmonaires. Ces organes étant d'ailleurs ceux dont la fonction est la plus active, deviennent excessivement impressionnables. Aussi, comme je l'ai avancé, les cultivateurs de l'arrondissement de notre dépôt perdent-ils un grand nombre de jeunes chevaux des suites de maladies de poitrine.

Nous venons de voir l'éducation parcimonieuse et mal entendue donnée aux jeunes chevaux; excès de travail et insuffisance de nourriture, voilà généralement le traitement qu'ils reçoivent; ajoutons-y l'exposition permanente à toutes les intempéries. La terre, dans la plus grande partie de cette contrée, peut être travaillée par tous les temps : aussi aperçoit-on autant de charrues dans les champs par un temps d'averses continuelles que pendant les plus beaux jours; mais nous aurons lieu de dire, d'après cela, dans quelles conditions doivent se trouver les jeunes chevaux; à quel état de prédisposition maladive ils doivent être amenés. Et, en effet, sont-ils fréquemment malades?

Comment en pourrait-il être autrement? A des travaux excessifs et prématurés, épuisant toute l'énergie musculaire, vient s'adjoindre une nourriture insuffisante et peu subtantielle. On comprend aisément, dès lors, comment ces jeunes animaux, manquant de la réparation nutritive indispensable à leurs organes, s'affaiblissent, s'émacient, et deviennent, en conséquence, plus prédisposés aux maladies. La respiration s'accélère par le travail, et, grâce à l'impressionnabilité excessive du poumon, il s'opère, dans le tissu de cet organe, une congestion sanguine sous l'action de la moindre cause déterminante.

Ces animaux pourraient facilement se refaire, chaque printemps, lorsqu'on les met au vert; mais la plupart prennent cette nourriture verte sans cesser de travailler, et sans qu'une addition d'aliments plus substantiels supplée à son inconsistance. Aussi cette époque, qui devrait leur rendre une vigueur et un embonpoint convenables, ajoute-t-elle encore à leur dépérissement.

Cependant le vert est la nourriture qui convient le mieux aux jeunes chevaux; étant plus tendre que le foin, il est mieux mâché, plus imprégné de salive, et, par conséquent, plus facile à digérer; mais, pendant qu'ils sont soumis à ce régime, ces animaux doivent peu travailler, parce que l'herbe, contenant une grande quantité d'eau, sinon de pluie, au moins de végétation, et fournissant, sous le même poids que le foin, immensément moins de principes alibiles, donne, en dernière analyse, une nourriture bien moins fortifiante : il faut donc que les chevaux mangent les aliments verts d'une manière continue pour arriver au même résultat nutritif qu'avec le foin. Je dois même dire que, dans cette condition, le résultat est plus favorable, car les animaux maigres engraissent très-bien et beaucoup plus vite avec le vert qu'avec la nourriture sèche.

On peut donc résumer ainsi l'éducation qu'ont reçue nos chevaux avant de nous être livrés : nourriture insuffisante, travaux trop pénibles et de beaucoup au-dessus des forces de leur âge; soins tardifs, souvent mal appliqués, lorsque ces animaux sont malades; état de maigreur habituelle depuis l'âge de dix-huit mois, où ils commencent à travailler, jusqu'à l'âge de trois ans et demi, époque à laquelle commence l'engraissement.

Nous voici arrivé au moment où ce funeste moyen va être mis en usage; voyons comment il se pratique.

C'est généralement vers les premiers jours de novembre que finissent les semailles des blés; à la fin de ces travaux, tous les chevaux sont maigres et fatigués. Ceux qui sont âgés de trois ans et demi sont laissés brusquement à un repos absolu, et ici commence l'engraissement. Ces animaux sont séparés des autres, et placés à part, dans des écuries obscures, et dont on élève la température jusqu'à 25 et 30 degrés; on les enveloppe de couvertures, et on les tient continuellement au repos; circonstance bizarre, et dont je ne m'explique pas bien le motif. Ces braves gens auraient-ils la conscience du mal qu'ils font? ou bien leur esprit routinier les porterait-il à croire qu'ils possèdent là un secret merveilleux? je ne sais; mais toujours est-il que les écuries où sont enfermés les chevaux qu'on engraisse ne sont pas ouvertes à tout venant : ce sont des espèces d'arches saintes, dont l'accès est interdit aux profanes!

Pendant les huit ou dix premiers jours, la nourriture n'est pas très-abondante; mais, passé ce temps, on leur donne à profusion toutes sortes d'aliments, tels que farine d'orge, blé bouilli, seigle crevé, pommes de terre et carottes cuites; enfin plusieurs fermiers joignent à tout cela de la farine de lin. Ces derniers savent très-bien que la farine de graine de lin, contenant une grande proportion d'huile et de mucilage, est très-avantageuse pour accroître l'embonpoint des animaux. Ils savent que l'engraissement du bœuf et du mouton, obtenu par la farine de lin, est rapide et économique, et ils n'ignorent pas que cette substance produit le même effet sur le cheval.

Il est bien entendu que la farine de lin n'entre qu'en proportion convenable parmi les autres aliments.

Les cultivateurs mettent, enfin, tout en usage pour engraisser vite et beaucoup. Ils tâchent de faire prédominer la force d'assimilation sur celle de décomposition, et ils offrent aux tissus de l'organisme des matériaux propres à être facilement assimilés.

Les moyens qui concourent, avec l'alimentation, à faire prédominer la force d'assimilation sur celle de décomposition sont :

la castration, les petites saignées, la température douce, le repos, la privation de la lumière et des excitants de tout genre. Car j'ai omis de faire remarquer qu'au moment où le repos commence pour les chevaux de trois ans et demi, plusieurs de ces animaux sont encore entiers, et qu'on les fait castrer immédiatement après leur mise à l'engrais. Bon nombre de cultivateurs, néanmoins, font châtrer leurs chevaux dès l'âge de dix-huit mois.

Tous ces moyens, au surplus, qui devraient être exclusivement réservés pour l'engraissement du bœuf destiné à la boucherie, sont pourtant ceux auxquels a recours la majorité des éleveurs dans la circonscription de notre dépôt. Ajoutons à tout cela qu'ils varient, et mélangent, avec beaucoup de sagacité, les différentes sortes d'aliments qu'ils ont à leur disposition. Ils ne perdent jamais de vue le grand art que nous enseigne la nature sur ce point, c'est que, par un mélange judicieux, non-seulement on économise de la nourriture, mais encore on diminue considérablement le travail de l'appareil digestif.

Enfin, ces animaux sont gorgés, littéralement, des substances les plus nutritives ; aussi prennent-ils bien vite un embonpoint considérable. Le poil devient luisant, les formes s'arrondissent, et, au bout d'un mois ou d'un mois et demi, ils sont méconnaissables. Ils prennent, en sortant de l'écurie, un air inquiet et ombrageux; ils sautent continuellement et ils sont inabordables. Cette gaieté et cette vigueur factices sont accompagnées d'un état pléthorique des plus manifestes, et c'est ainsi qu'ils sont livrés à la remonte.

Qu'on ne pense pas, surtout, que j'aie renforcé les couleurs du tableau.

Ce sont là des faits *positivement vrais*, qu'on peut observer aussi bien aujourd'hui qu'il y a vingt ans. Je n'ai d'ailleurs qu'à raconter ce que j'ai chaque année sous les yeux, et notamment encore depuis quinze jours.

Il y a bien des années que les travaux de l'agriculture n'avaient été aussi retardés dans le pays que j'habite. Les labours ont été difficiles et accompagnés de pluies continuelles, les fourrages, mouillés après la fauchaison, ne sont arrivés qu'à une dessication incomplète, et le sainfoin, rentré presque tout avarié, est malheureusement la nourriture pour ainsi dire exclusive des chevaux dans ce pays. Il est aujourd'hui à peu près *partout très-mauvais.* Car celui qu'on avait laissé sur pied, dans l'attente du beau temps, s'est desséché et a perdu toutes ses qualités nutritives.

Des pluies torrentielles ont aussi accompagné la coupe des blés. Une grande partie des grains a été perdue et a germé avant d'avoir pu être mise en gerbe. Aussi la paille, généralement rouillée, est-elle très-mauvaise. L'avoine, fauchée avant sa maturité, est légère, peu nutritive, et contient beaucoup d'eau de végétation. Une fois sèche, le grain sera excessivement rabougri et léger.

A la fin du mois de novembre, plusieurs fermiers n'avaient pas encore terminé leurs semailles. Les malheureux chevaux sont en général, en ce moment, dans un état de *marasme complet.*

S'il m'était permis de citer des noms propres, je pourrais faire connaître plusieurs cultivateurs chez lesquels quelques chevaux sont tombés, à la charrue, exténués. Dernièrement, j'ai vu cinq hommes occupés à relever un cheval de trois ans et demi qui était tombé en labourant, et *tombé de faiblesse.* Du reste, il faut l'avouer, il y a bien des années qu'on n'avait pas été contrarié par une température aussi défavorable; depuis bien longtemps on n'avait pas vu les chevaux aussi faibles ni aussi fatigués. Cela tient d'abord aux pluies torrentielles qu'ils ont sans cesse sur le dos depuis plus de trois mois, et à la nourriture peu alibile qu'on leur donne, quoiqu'on les fasse travailler autant que lorsque les fourrages sont bons.

Dans toutes les fermes, lorsqu'on donne une botte de sainfoin, on est obligé de la battre pour faire tomber les espèces d'urédos ou champignons vénéneux dont ce fourrage est recouvert. Il s'en dégage une insupportable odeur de moisissure et une fumée poudreuse très-épaisse. La paille, comme je l'ai dit, est rouillée et l'avoine peu nutritive.

Voilà donc avec quelle nourriture de jeunes chevaux doivent travailler. Quelques cultivateurs se sont décidés à donner un peu d'avoine, mais trop tard, et en trop petite quantité : aussi cet acte de récipiscence n'a-t-il produit aucune amélioration; le grain est d'ailleurs, comme nous l'avons dit, très-peu nutritif cette année.

Eh bien, qu'on se représente actuellement ces chevaux de trois ans et demi à l'état de squelettes ambulants, abandonnés immédiatement à ce repos absolu, succédant à des fatigues journalières et excessives, pesamment couverts, chaudement tenus, nourris avec surabondance, soumis, enfin, pour leur prompt engraissement, à tous les moyens que nous avons fait connaître; car, il faut, bon gré malgré, qu'ils soient *gras* pour le mois de janvier!... et l'on comprendra quelles prédispositions maladives ils doivent apporter en entrant dans notre dépôt.

Qu'on se figure que, pendant les mois de décembre, janvier, février et mars, nous recevrons peut-être douze cents à quinze cents chevaux, ainsi *préparés*, et qu'il peut en arriver cent dans une journée, tous sous l'influence de la même cause, tous dans un état presque maladif, caché sous les apparences de la santé la plus parfaite, la plus exubérante. A tant de fâcheuses circonstances viennent s'ajouter encore l'agglomération succédant à l'isolement, et les pluies froides que reçoivent souvent ces chevaux pour venir au dépôt, la veille de la livraison et le jour où ils sont reçus; car ils sont obligés d'attendre leur tour, quelquefois pendant toute une journée; et ces pluies produisent d'autant plus d'impression, que ces animaux sortent d'écuries chauffées comme des étuves.... On conçoit, d'après tout ce qui précède, combien ces animaux doivent être prédisposés à contracter des maladies inflammatoires à la plus légère cause déterminante. Il arrive même fréquemment que la pluie qu'ils reçoivent le jour ou la veille de leur réception suffit pour rendre malades plusieurs de ces animaux le lendemain de leur arrivée à l'écurie (1).

(1) Le lecteur ne doit pas perdre de vue qu'à l'époque où ce travail a été écrit, à l'exception des chapitres XVII et suivants, qui viennent d'être tout récemment faits, l'auteur était chef du service vétérinaire au dépôt de remonte de Caen. Il doit à la vérité de dire qu'il y a aujourd'hui une grande amélioration dans l'élevage du cheval en Normandie.

XVI

ON PROPOSERA, D'APRÈS L'ÉTIOLOGIE ET D'APRÈS L'EXPÉRIENCE, LE TRAITEMENT PROPHYLACTIQUE LE PLUS CONVENABLE POUR CHACUNE DE CES MALADIES.

Pendant près de quinze ans que nous sommes resté dans les dépôts de remonte, nous avons mis en usage tous les moyens prophylactiques possibles, tels que : saignées de précaution, régime blanc plus ou moins prolongé, longues promenades, courtes promenades, cessation des promenades, purgatifs, aération, etc.; tous ces moyens mis successivement en usage, n'ont jamais produit une diminution bien sensible dans le développement des maladies de poitrine.

Il ne nous reste qu'à demander à l'administration de la guerre de chercher, par tous les moyens possibles, à empêcher l'engraissement des chevaux. Cependant, tout en rendant justice aux lumières et à la bonne volonté de plusieurs de nos éleveurs, nous ne devons pas nous dissimuler qu'ils participent, plus ou moins, au caractère de tous les gens de la campagne, et l'on sait combien il est difficile de déterminer ceux-ci à abandonner leurs anciens procédés et à en adopter de nouveaux.

Nous croyons qu'on préparerait la réforme des abus que nous avons signalés en employant tout à la fois la fermeté, qui n'exclut pas la bienveillance, et des encouragements adroitement ménagés. Ainsi, d'une part, refuser tout cheval qui ne serait pas dans les conditions voulues, en déclarant nettement les motifs du refus, et en exhortant l'éleveur à mieux faire ; d'un autre côté, accueillir favorablement et rémunérer suffisamment les efforts de ceux qui présenteraient des animaux complétement satisfaisants.

Néanmoins, empêcher l'engraissement tant que les chevaux seront si maigres me paraît chose impossible. Il faudrait donc prendre les mesures de plus loin; et voici ce qu'on devrait tâcher d'obtenir :

1° Que les cultivateurs nourrissent leurs chevaux plus abondamment et d'aliments plus substantiels;

2° Qu'ils les fassent travailler moins jeunes et plus modérément.

Mais, dans notre état social, l'élevage du cheval de troupe n'a qu'un mobile puissant : l'intérêt de l'éleveur. Que l'éducation du cheval présente des avantages certains, et l'agriculture se prêtera aux combinaisons qui pourront les lui assurer; autrement, il n'en faut rien attendre, malgré tout le zèle déployé dans les haras et les remontes.

L'élevage exige tant d'avances de fonds, tant de soins; il est soumis à des chances si déplorables et si nombreuses, que le cultivateur se hâte de se débarrasser de ses produits dès qu'il se présente un acheteur, et c'est habituellement à trois ans et demi, comme nous l'avons dit, que le cheval est engraissé et vendu : habitude regrettable, aussi bien dans l'intérêt du vendeur que dans celui de l'acheteur. Car c'est seulement à cet âge que le jeune animal commencerait à faire un bon service à nos cultivateurs, tandis qu'il ne peut être soumis alors, sans danger, au travail soutenu qu'exigent le luxe et l'armée.

La dentition, à cet âge, n'est pas complète; la charpente osseuse n'est ni entièrement formée, ni consolidée; les muscles et les tendons n'ont ni le développement ni la consistance convenables; en un mot, le cheval de trois ans et demi et de quatre ans n'est qu'un poulain, qui exige encore une et même deux années de soins et de ménagements. Autrement, si le cheval a du sang, de la vigueur et de l'énergie, il se ruinera très-vite; s'il est froid, il fera un mauvais service.

Nous voudrions donc que les cultivateurs ne commençassent à faire travailler leurs chevaux que lorsque ces derniers auraient atteint l'âge de trois ans au moins.

Il est hors de doute que tous les éleveurs se récrieraient si on leur faisait, sans condition aucune, une semblable proposition. Ils craindraient, dans ce cas, de ne pouvoir rentrer dans leurs déboursés, augmentés encore par la nourriture des dix-huit mois pendant lesquels les poulains seraient restés sans travailler.

Assurément, si les chevaux ainsi traités et attendus ne devaient pas acquérir une plus grande valeur que ceux qui, dès l'âge de dix-huit mois, sont condamnés aux travaux agricoles, la perte paraîtrait grande ; mais, outre qu'on devrait les payer plus cher, ces chevaux se trouvant alors généralement exempts des tares qu'on remarque sur plusieurs de ceux qui commencent à travailler trop jeunes, atteindraient peut-être une valeur assez grande pour indemniser les propriétaires de cette perte de travail et de cette dépense de nourriture. Ajoutons que les chevaux qui ne travailleraient qu'à trois ans seraient moins susceptibles d'être atteints de maladies que ceux qu'on aurait attelés à deux ans ; et, dans le premier cas, les pertes que les cultivateurs éviteraient ne devraient-elles pas aussi être prises en grande considération ?

Considérons, de plus, que le travail que font les poulains de dix-huit mois est au moins de moitié moindre que celui qu'on obtient des chevaux de trois ans. On est donc obligé d'en avoir un nombre beaucoup plus considérable quand ils sont jeunes ; ce qui ne les empêche pas de se fatiguer, car ils sont obligés de parcourir les mêmes distances, de faire les mêmes courses, de subir les mêmes intempéries que des chevaux plus âgés et plus forts.

Ainsi, en résumé, nous pensons que le moyen de ne plus avoir de chevaux engraissés serait de chercher à obtenir des cultivateurs qu'ils ne commencent pas à les faire travailler avant l'âge de trois ans ou trois ans et demi ; il faudrait surtout déterminer les éleveurs à nourrir suffisamment leurs animaux, non-seulement de manière à ce que l'alimentation réparât les pertes, mais encore qu'elle fût assez abondante, et surtout assez nutritive pour que les chevaux se trouvent *toujours*, à toutes les époques de l'année, en état d'être vendus. Nous voudrions, enfin, que l'officier acheteur pût prendre à *la charrue*, et tel jour qu'il lui plairait, les chevaux qui conviendraient au service de la cavalerie.

D'un autre côté, pour arriver à ces résultats, il faudrait ne recevoir aucun cheval avant l'âge de quatre ans et demi à cinq ans ; et, par suite, payer au moins cent cinquante à deux cent francs de plus par tête de cheval et par arme.

Tout en augmentant le prix des chevaux d'une somme qui va

peut-être sembler exorbitante, nous pensons que le Gouvernement trouverait encore dans cette mesure un très-grand bénéfice. Tous les ans, au mois de janvier, les dépôts de remonte achètent les chevaux qu'on présente comme âgés de quatre ans, mais qui n'ont réellement alors que quarante-deux ou quarante-trois mois. Eh bien! ces chevaux sont un an au moins, et quelquefois plus longtemps, sans être soumis au service.... Ajoutons à cela les maladies plus nombreuses qui les déciment, et nous verrons, sans compter la mortalité habituelle, que la dépense, en pure perte, dépasse de beaucoup les cent cinquante à deux cent francs d'augmentation que je propose.

Si, au contraire, on n'achetait les chevaux qu'à l'âge de cinq ans révolus, par exemple, ils pourraient, au bout de quelques mois, faire un service actif. Ils seraient beaucoup moins exposés aux maladies, et, par conséquent, la mortalité serait bien diminuée.

Si le Gouvernement ne trouvait pas convenable de changer *l'âge* d'achat, il faudrait alors qu'on donnât en argent de fortes primes d'encouragement aux cultivateurs qui tiendraient toujours leurs chevaux en bon état, et pourraient nous les livrer sans les faire *arriver* à ce malheureux état d'obésité.

Ce serait là, je crois, un moyen à essayer.

Telle est notre opinion; si elle n'obtient pas l'avantage de se concilier l'assentiment général, au moins a-t-elle le mérite d'être émise dans l'ardent désir de provoquer l'impulsion qu'il faudrait donner aux cultivateurs pour les déterminer à changer leur funeste méthode d'élevage.

XVII

ENFIN, ON FERA CONNAITRE LES MÉDICATIONS CURATIVES QU'ON AURA MISES EN USAGE, MÊME PAR LA MÉDECINE EXPECTANTE, SI ELLE A ÉTÉ EXPÉRIMENTÉE, ET L'ON INDIQUERA LA MÉTHODE QUE L'ON SUPPOSE DEVOIR ÊTRE PRÉFÉRÉE.

Un homme du monde voulant railler les médecins, disait un jour à un docteur célèbre : « Voyez la versatilité de vos doctrines; il y a vingt ans vous répandiez le sang à flot, aujourd'hui c'est à peine si l'un de vous porte une lancette dans son carnet... »

« Cette conduite, répondit l'illustre docteur, est explicable, et là où vous croyez voir une contradiction, il n'y a qu'un fait légitime résultant de l'observation éclairée des conditions actuelles de l'organisme humain; la pléthore a fait généralement place à l'anémie... »

On pourrait me faire la même observation qu'au docteur précité, car, depuis plusieurs années, j'ai proscrit la saignée d'une manière générale dans le traitement des affections de poitrine que j'ai à combattre sur nos chevaux, proscription qui a été déterminée par la nouvelle forme inflammatoire que revêtent, depuis longtemps déjà, la majorité de ces maladies; forme et nature inflammatoire beaucoup moins accusées qu'autrefois.

En effet, la presque totalité des pleuro-pneumonies aiguës que j'observe depuis ma sortie des remontes se montrent à marche lente et pour ainsi dire latente. ce qui n'empêche pas la maladie de faire de rapides progrès si l'on n'agit pas vigoureusement au début.

Comme on le voit, il y a presque similitude entre la nature des maladies qui attaquent l'espèce humaine et celles dont sont atteints les chevaux. Aussi la méthode antiphlogistique a-t-elle été battue en brèche presque de toutes parts par ses plus grands partisans d'autrefois, et la doctrine physiologique est menacée même dans son existence.

Pour presque tous les médecins du commencement de ce siècle, et par ceux qui sont venus beaucoup plus tard encore, phlegmasie était synonyme de richesse du sang.

Quand on voyait, après une saignée, une proportion plus considérable de cruor, on disait que le sang était riche; la couenne formée par la fibrine du sang était le cachet de cette richesse.

Plus cette couenne était épaisse, plus on s'applaudissait d'avoir tiré du sang, et tant qu'elle recouvrait le caillot, on était disposé à recourir à la phlébotomie.

On regardait la jeunesse, la force de constitution comme des circonstances favorables à l'invasion des phlegmasies.

C'est une très-grande erreur disent aujourd'hui les partisans de la saignée.

Quant aux notions puisées dans l'examen du caillot sanguin, les travaux accomplis depuis quelques années sur la composition du sang, ne permettent plus, toujours selon les adversaires de la saignée, de partager l'erreur commune en ce qui concerne le volume et l'état couenneux du cruor.

Avant ces travaux, on ignorait, disent-ils, que les deux substances distinctes que contient le cruor, les globules et la fibrine, se comportent bien différemment sous l'influence de la saignée.

Ainsi, dans une phlegmasie abandonnée à elle-même, les globules diminuent par ce fait que le malade mange peu ou presque pas, et que la réparation ne peut se faire.

La fibrine, au contraire, qui, dans l'état de santé, était restée stationnaire, se comporte en raison inverse des globules; elle augmente au fur et à mesure que les globules diminuent, jusqu'au moment où la force médicale amène la convalescence; alors, un mouvement en sens opposé se manifeste, et la proportion des globules augmentant avec le retour de la santé et de l'alimentation, la fibrine va diminuant chaque jour.

Or, si vous saignez dans les affections de poitrine qui nous occupent, vous ne faites qu'accroître et accélérer le mouvement : vous croyez amoindrir la proportion de la fibrine, et vous l'augmentez au préjudice des globules.

Examinant la question d'âge et de force dans ses rapports avec l'inflammation, les adversaires de la saignée considéraient la jeunesse et la vigueur comme particulièrement favorables au développement de cet état pathologique.

Les phlegmasies, disent-ils, s'observent aux deux extrémités de la vie, et chez les individus faibles ou débilités; ils citent les hospices de la Salpêtrière et de Bicêtre, où la pleuro-pneumonie tue chaque année un grand nombre de vieillards.

D'un autre côté, M. Claude Bernard, l'éminent physiologiste, a pu produire sur les chiens affaiblis, une pleurésie purulente par la section des ganglions cervicaux du grand sympathique, alors que la même opération était pratiquée impunément sur des animaux jouissant d'une santé parfaite.

Du reste, que d'innovations, que de révolutions se sont opérées dans les doctrines médicales, depuis l'hippocratisme jusqu'à la médecine physiologique ! Tous les systèmes ont été renversés; ce qu'on adorait hier on le méprise aujourd'hui.

Un puissant génie semblait avoir ramené à lui, pour toujours, toutes les croyances médicales; il parlait si éloquemment, qu'il forçait jusqu'à ses ennemis à l'entendre; tout cédait à sa parole vive et entraînante, et ceux-là même, qui le combattaient avec le plus d'acharnement, subissaient son influence et modifiaient leurs prescriptions.

Tant que Broussais a vécu, il ne s'est trouvé personne capable de combattre un athlète aussi vigoureux.

Sa publication de l'*Histoire des phlegmasies chroniques* avait surpris la France, et, en particulier, l'école de Paris, livrée au charme des systèmes de *nosologie*. On n'y jurait que par Pinel, Sauvages, Alibert, Brown, Cullen, Sydenham, etc.

Or, quelles que soient les imperfections de la médecine *broussaisienne*, et malgré tout le mal produit dans beaucoup de cas par la diète, les larges saignées, les sangsues, etc., l'immortel auteur de la méthode antiphlogistique a, on ne peut le nier, profondément modifié la doctrine médicale en la mettant à la portée de tous, et en apprenant à chercher dans les organes le siége des maladies.

La médecine, comme toutes les autres sciences naturelles, repose sur l'observation des faits et sur l'expérience raisonnée.

Aussi, ne prenons-nous jamais pour règle rigoureuse de notre conduite, en fait de thérapeutique, le principe absolu d'un système quelconque; nous choisissons, dans les diverses doctrines, ce qu'elles nous semblent renfermer de bon et de conforme à notre longue expérience.

Cette marche nous paraît avoir de grands avantages : elle met le praticien à l'abri des erreurs inévitables qu'engendrent les systèmes exclusifs, et lui permet, au contraire, de profiter des vérités que les doctrines ont pu mettre à jour.

C'est cette méthode expérimentale que nous prenons constamment pour guide ; c'est elle seule qui, conduisant à la découverte des erreurs comme à celle des vérités, enseigne les moyens de se préserver de celles-là, en même temps qu'à distinguer celles-ci, et même à tirer profit des premières ; car une erreur reconnue est une vérité acquise....

Le traitement des maladies de poitrine est susceptible de beaucoup de modifications, dont on apprécie la nécessité au moment même.

Voici celui qui me donne les meilleurs résultats, et qui, au reste, est des plus simples :

Règle générale. — Au début d'une affection de poitrine, je devrais dire dès l'apparition des plus légers symptômes de la maladie, je passe deux sétons au poitrail et deux sous la poitrine, animés avec l'essence de térébenthine.

Un grand sinapisme est appliqué sous la poitrine et laissé généralement pendant l'espace de trois à cinq heures, souvent plus longtemps, suivant la gravité de l'affection, l'effet produit, la finesse de la peau du malade et le degré de température régnante.

Je fais administrer à l'intérieur 250 grammes par jour de sulfate de soude et un électuaire avec miel, kermès et gentiane.

Si, malgré l'emploi de ces moyens, les symptômes deviennent plus inquiétants, j'applique des vésicatoires aux quatre canons, des sétons aux fesses et sur les parties latérales de la poitrine.

Dès que la suppuration se montre aux sétons, on peut généralement considérer le malade comme à peu près sauvé.

Proscription de la saignée d'une manière absolue, à moins toutefois de rencontrer, par exception, de ces inflammations franches, à marche rapide et avec menace imminente de suffocation, comme j'en rencontrais si fréquemment, autrefois, sur les jeunes chevaux des dépôts de remonte du Bec-Hellouin, d'Alençon, de Caen et de l'École de Cavalerie de Saumur.

Ce traitement ne laisse jamais de traces, telles que chute de poils, destruction de l'épiderme sous la poitrine et sur les côtés de cette région; traces qui sont non-seulement hideuses à voir et déprécient considérablement la valeur des chevaux, mais qui les rendent longtemps hors de service par l'impossibilité où l'on se trouve de pouvoir leur appliquer les sangles.

J'ai souvent entendu dire au général Descarrières, le plus grand connaisseur en chevaux que j'aie jamais vu, qu'il préférait qu'on laissât mourir un cheval plutôt que de le tarer ignoblement, sous la région de la poitrine ou au passage des sangles, par l'application des vésicatoires sur ces régions.

Notons que l'on peut tout aussi bien guérir l'animal sans le tarer.

Ce traitement me réussit complètement, et, l'année dernière (1868), pendant le règne d'une épizootie de maladies de poitrine qui a atteint quatre cent quatre-vingts chevaux dans l'espace de quelques mois, nous n'avons perdu que cinq malades de la maladie proprement dite, et je n'ai pas eu un cheval chez lequel le traitement ait laissé de traces; il a été pourtant appliqué sur presque tous.

Je me rappelle qu'un de mes anciens chefs et collègues exhibait, si je puis m'exprimer ainsi, avec une certaine satisfaction, tous les chevaux guéris qu'il avait eu à traiter de maladie de poitrine, et qui, *tous*, portaient des traces *indélébiles* de son traitement. Il montrait ces traces, absolument comme les vieux braves militaires montraient autrefois leurs balafres et leurs cicatrices, et il disait avec orgueil : « En voilà encore un qui l'a échappé belle!... Si je n'avais pas attaqué la maladie aussi vigoureusement, il n'en serait jamais revenu. » Il voulait forcer tout le monde à croire à ses succès; mais, hélas, personne n'y croyait guère.....

La première condition pour pouvoir combattre les maladies de poitrine avec succès, c'est de les prendre au début : *tout est là.*

Mais, pour qu'il soit possible d'agir ainsi, il ne faut pas attendre, pendant le règne d'une épizootie, par exemple, qu'on amène les malades à la visite. Il faut passer *soi-même* plusieurs fois par jour dans les écuries, surtout au moment où les chevaux prennent leur repas, et faire entrer immédiatement à l'infirmerie le cheval qui mange mollement, qui est triste, etc.

On ne saurait trop insister sur ces précautions, qui sont de la plus haute importance.

Lorsque les chevaux ne paraissent pas suffisamment malades pour être à l'instant même mis en traitement, on doit les faire placer dans une écurie d'observation et les revoir souvent.

Je n'ai jamais remarqué les signes *évidents* de l'altération du sang qui constitue les principaux caractères de l'affection qu'on appelle Typhoïde.

Pendant le règne de l'épizootie de l'année dernière, M. Dupon, vétérinaire en second alors au régiment, a beaucoup étudié le sang chez nos chevaux malades, et il n'a *jamais trouvé* la plus légère altération dans ce liquide.

J'ai, depuis plus de vingt-cinq ans, fait une remarque; c'est que les sétons animés avec l'essence de térébenthine produisent très-rarement, je pourrai dire presque jamais, des engorgements charbonneux; la suppuration arrive plus vite, et le pus est, au début, d'un aspect plus satisfaisant que lorsque ces dérivatifs sont animés avec de l'onguent vésicatoire.

L'engorgement modéré, chaud, douloureux du séton, avec formation rapide de pus, est un des meilleurs pronostics, dans les maladies de poitrine aiguës.

Au contraire, l'absence de douleur, de chaleur, et le défaut d'excrétion purulente sur le trajet et aux orifices du séton, sont toujours des signes défavorables.

Comme je l'ai démontré plus haut, quand dans une maladie de poitrine, on voit la suppuration des sétons arriver, on peut prédire, presque à coup sûr, que la maladie aura une issue heureuse; mais quand, au contraire, le séton reste sec, on peut être certain que la maladie est très-grave; et si, par l'emploi combiné d'autres agents curatifs, on ne peut la surmonter, il est à peu près hors de doute que le malade succombera.

Lorsque les autres moyens employés améliorent la position du malade, on voit alors l'engorgement se développer, et la suppuration se former sur le trajet des sétons restés sans action jusqu'à ce moment.

Il est inutile de faire observer que, dans les maladies qui nous occupent, nous ne donnons jamais de breuvages d'aucune nature. Nous en considérons l'administration comme dangereuse. Ils peuvent faire fausse route, forcer les voies aériennes, pénétrer dans les bronches et asphyxier les sujets ; dans tous les cas, ils ont l'inconvénient de tracasser et d'exaspérer les malades, et de porter un grand trouble dans la respiration.

L'émétique est, de tous les médicaments internes, celui dont on s'est le plus occupé dans le traitement des maladies que nous étudions.

L'emploi des émétiques est connu depuis bien des siècles. Les anciens et les médecins du moyen âge ont employé ce remède dans les phlegmasies aiguës des poumons.

L'usage des *émétiques* se trouve indiqué dans plusieurs passages d'Hippocrate, de Fernic et de Baglieri.

L'école de Montpellier a aussi préconisé longtemps l'émétique contre les maladies de poitrine. Mais, le véritable tartre stibié, employé de nos jours, n'a été découvert qu'en 1631 par Mynsicht.

Nous pensons qu'il est inutile de rapporter les nombreuses expériences qui ont été faites sur cet agent médicamenteux, tant prôné, et considéré même, par quelques-uns, comme héroïque dans les maladies de poitrine chez le cheval.

Rasori a appelé l'émétique un *contre-stimulant* ou *antiphlogistique direct*, parce que, donné à haute dose, il cesse d'agir sur le tube digestif (tolérance), et porte spécialement son action sur la respiration et la circulation, qu'il ralentit d'une manière évidente et souvent fort notable.

D'après Trousseau et quelques autres médecins, la tolérance est beaucoup plus facile chez l'homme pendant la diète. Au contraire, selon Dupuy, Renault et M. H. Bouley, l'émétique est plus facilement supporté par les grands herbivores lorsqu'ils ont mangé que lorsqu'ils sont à jeun.

Pour ce qui nous concerne, nous n'avons que cette question à résoudre : l'émétique produit-il de bons effets dans les maladies de poitrine chez nos jeunes chevaux ; ou, en un mot, quelle est la valeur de ce médicament dans le traitement des affections de poitrine ? Cet agent médicamenteux a-t-il une puissance d'action que, employé seul, peut arrêter la marche de ces maladies?

M. Henry Bouley a fait de nombreuses expériences sur la puissance thérapeutique de ce médicament. Dans le savant mémoire où il rend compte de l'action de ce sel, et où il en discute la valeur, il dit que, malgré les nombreux essais qu'il a faits, cette question est encore à l'étude, et qu'il ne croit pas possible de la résoudre en ce moment.

Beaucoup de vétérinaires disent : l'émétique réussit bien dans les maladies de poitrine; mais il faut se garder de l'administrer pour peu que l'intestin soit irrité.... Comment s'apercevoir alors d'une légère irritation intestinale dans une violente maladie de poitrine aiguë? J'avoue que cela me paraît assez difficile, et, dans ce cas, il vaut mieux s'abstenir de donner du tartre stibié.

J'ai largement fait usage de l'émétique pendant plusieurs années, sur des centaines de chevaux atteints de maladies de poitrine, et malgré toutes les précautions prises en administrant ce médicament, je puis assurer que je n'ai jamais obtenu de résultat avantageux.

Mais, comme je l'ai dit en parlant du traitement de la gourme, l'émétique produit, au contraire, de bons effets dans les catarrhes avec jetage abondant.

Je le donne aussi avec quelque succès dans les bronchites chroniques.

J'emploie souvent le kermès dans la deuxième période de la maladie, et l'usage de cette substance amène généralement de bons résultats. Je l'associe à la poudre de gentiane.

A doses modérées, ce médicament porte son action sur les poumons, les bronches et la peau. Il est enfin l'expectorant le plus fidèle de la thérapeutique vétérinaire.

Il y a toutefois une grande attention à apporter dans son emploi : c'est de s'assurer s'il n'est pas falsifié,ce qui arrive malheureusement assez souvent, vu son prix élevé.

Ce précieux médicament est quelquefois remplacé en totalité

par le *peroxyde de fer ;* on l'a falsifié aussi avec des terres argileuses et ferrugineuses, telles que *l'ocre rouge*, la *sanguine*, la *terre sigillée*, le *bol d'arménie ;* avec la *brique pilée très-divisée*, le *soufre doré d'antimoine ;* enfin, avec des poudres végétales telles que le *santal rouge*.

Outre les moyens indiqués pour reconnaître facilement toutes ces sophistications, il est bon de dire que toutes les matières qui servent à frauder le kermès pourront en être séparées à l'aide d'une solution alcaline bouillante qui ne dissoudra que le kermès, et laissera, sous forme de sédiment, toutes les substances étrangères minérales et organiques.

Je continue l'usage du sulfate de soude jusqu'à ce qu'il ait produit un effet légèrement purgatif. C'est un précieux médicament qui a l'avantage d'être à très-bas prix.

Toutes les fois que cela est possible, je fais placer les malades en liberté, en formant des boxes au moyen de quatre bat-flancs. Inutile de faire ressortir tout le bien que cela produit sur ces animaux. Je recommande *instamment* cette mesure qui, je le répète, seconde très-puissammont le traitement.

J'exige, de la part des hommes attachés à l'infirmerie, qu'ils laissent les chevaux malades dans la plus grande tranquillité et ils ne doivent approcher ces derniers que *par ordre*, et pour exécuter quelques prescriptions. J'interdis le *pansage* pendant tout le temps. que les symptômes offrent de l'intensité.

La litière n'est relevée que lorsque l'animal est en voie de guérison.

Ces précautions paraîtront peut-être superflues ; mais elles sont, à mes yeux, d'une très-grande importance : car combien de cavaliers brutaux se plaisent à tourmenter ces malheureux chevaux malades ! Ils les poussent souvent sans précaution, avec brusquerie, et ils aggravent ainsi l'état morbide de ces animaux.

Quand tous les symptômes de maladie ont disparu, je fais mettre les chevaux aux écuries dites des convalescents ; là, ils sont encore sous notre direction spéciale, et ils n'en sortent que lorsqu'ils sont vigoureux et aptes à supporter les travaux auxquels on doit les soumettre.

Je ne prescris *jamais la diète* aux chevaux atteints de maladie de poitrine; les malades mangent ce qu'ils veulent, ou, pour mieux dire, ce qu'ils peuvent.

Inutile de dire que nos chevaux malades *ne sont conduits à la promenade que lorsqu'ils sont totalement guéris.*

L'usage de l'avoine est suspendue pendant *quelque temps seulement,* attendu que je suis ennemi des *barbotages;* je n'en prescris le plus souvent que pour favoriser l'administration du sulfate de soude, que les chevaux prennent généralement bien à l'aide de cet aliment farineux.

Je joins à cette médication l'aération *permanente* des écuries-infirmeries.

Ce traitement, qui est de la plus grande simplicité, me donne d'excellents résultats.

Les convalescences sont généralement de courte durée, et les malades n'ayant été affaiblis, ni par la saignée, ni par la diète, ne tardent pas à reprendre leur vigueur et leur embonpoint.

Lorsque l'épanchement se manifeste, on doit renouveler les exutoires et administrer les diurétiques, les purgatifs et les sudorifiques; mais, hélas! il faut bien le dire, on donne toujours ces médicaments sans aucun succès.

Quant à la ponction de la poitrine dans l'hydrotorax, je l'ai souvent pratiquée dans ma longue carrière vétérinaire. Cette opération, à mon avis, n'a d'autre effet bien constaté que celui de hâter la mort des animaux malades.

Relativement à la pleuro-pneumonie accompagnée d'altération du sang, que j'ai observée une fois pendant mon séjour au dépôt de remonte de Caen, je l'ai combattue avec succès par l'emploi des toniques mélangés aux ferrugineux.

Mais, lorsqu'en hiver et au printemps on a eu beaucoup de maladies de poitrine à traiter, que les chevaux convalescents sont nombreux, que chez plusieurs l'appétit et par suite l'embonpoint ne reviennent pas, que chez quelques-uns ces affections semblent passer à l'état chronique :

— Quoi qu'on en dise, *rien*, quand on peut y soumettre les chevaux, n'égale dans ces cas, les effets du *vert en liberté.*

Je pourrais citer de très-nombreux exemples à l'appui de mon opinion, je me contenterai d'en signaler deux.

Pendant que j'étais chef du service vétérinaire au dépôt de remonte de Caen, les départs des chevaux pour les régiments étaient suspendus pendant tout l'hiver, — du 1er octobre au 1er avril, — aussi avions-nous toujours au printemps des quantités considérables de chevaux convalescents de maladies de poitrine.

Ainsi, le 5 mai 1853, par exemple, sur trois cent cinquante chevaux de cette dernière catégorie, j'en avais mis cent cinquante-cinq à part, chez lesquels ces affections avaient laissé des traces tellement profondes, qu'ils étaient dans un état complet de débilité et de maigreur, et à cet égard qu'il me soit permis de faire une digression.

A cette époque encore, bien que commençant à perdre de sa vogue, la saignée et la diète étaient malheureusement à l'ordre du jour dans le traitement des maladies de poitrine, tant dans la médecine humaine que dans la médecine vétérinaire, et tout le monde ou à peu près, les professeurs des écoles en tête, étaient complétement Broussaisiens.

Ce traitement, il faut bien le dire, ne contribuait pas peu à amener l'amaigrissement et par suite la débilité des malades, pour ne pas dire plus.

Mais d'ailleurs, quel est le vétérinaire militaire qui, il y a vingt-cinq ou trente ans, aurait osé répudier la méthode antiphlogistique, lors même qu'elle n'eût pas été de son goût ?

Notre position, si infime alors, nous mettait dans une dépendance pour ainsi dire absolue.

Vers cette époque — j'étais dans les remontes sous les ordres d'un chef de dépôt qui aurait fait renvoyer, sans merci ni pitié, comme incapable, — il avait fait renvoyer mon prédécesseur parce qu'après les très-nombreuses saignées qu'il était obligé de pratiquer sur les chevaux nouvellement arrivés au dépôt, il survenait souvent des *thrumbus !!* — il aurait fait renvoyer, dis-je, comme incapable, le vétérinaire qui non-seulement, n'aurait pas voulu saigner largement les chevaux à leur arrivée au dépôt, mais qui n'aurait pas extrait au moins vingt à vingt-cinq livres de sang à chaque cheval atteint de maladie de poitrine! C'était le poids minimum qu'il exigeait !

J'ai encore présente à la mémoire une scène des plus vives que je fus obligé de subir en mai 1839, parce que quelqu'un rendit compte à ce même chef que je n'avais tiré que cinq kilos de sang à un *petit* cheval de cavalerie légère, portant le numéro matricule 232 et atteint de pleuro-pneumonie aiguë : fait monstrueux des plus répréhensibles et qui, à son avis, dénotait chez moi une grande inexpérience. Fort heureusement que ce cheval ne mourut pas, — précisément peut-être à cause de cette *petite saignée* relative, — car je ne sais ce qui serait advenu de mon avenir; mais, néanmoins, non-seulement je reçus *l'ordre formel* de saigner au moins trois fois tout cheval atteint de maladie de poitrine, — ordre que, heureusement pour les chevaux et pour l'État, je n'exécutais pas toujours, — mais encore il rendit compte en ma présence, à l'Inspecteur général Wolf, que j'étais *très-timide* sur l'emploi de la saignée.

Aussi, lorsque je lui annonçais la mort d'un cheval, il me posait toujours cette question : Combien avez-vous tiré de sang? — Vingt-cinq livres, répondais-je carrément... — Vous auriez pu, ajoutait-il souvent, arriver à trente livres!...

Inutile de dire qu'au dépôt de Caen je n'ai jamais eu à subir aucune pression à cet égard, et j'ai toujours joui, au contraire, d'une indépendance absolue.

Mais, je l'avoue, j'étais encore partisan de la phlébotomie, et ce n'est qu'au commencement de l'année 1855 que j'ai commencé à l'abandonner à peu près complétement, *sans les conseils de qui que ce soit.*

Cette digression finie, je reviens à la question.

Voyant, dis-je plus haut, que sur les cent cinquante-cinq chevaux mis à part, quelques cas de farcin et de morve aiguë, dus à l'agglomération et à l'épuisement de ces animaux se déclaraient sur eux, je demandai leur mise au vert en liberté immédiate ; mais il ne fut possible d'en soumettre de suite que soixante-dix à ce régime.

Or, malgré la saison froide et pluvieuse qui se montra pendant les premiers jours qui suivirent la mise au vert, tous ces chevaux ne tardèrent pas à prendre de la gaieté, de l'appétit, et au bout d'un mois ils rentrèrent en parfait état de santé et d'embonpoint.

Tandis que sur les quatre-vingt-cinq chevaux de la même catégorie, mais en meilleur état, restés forcément dans les écuries, quelques cas isolés de farcin se montrèrent encore, et tous ces chevaux restèrent maigres et tristes jusqu'à l'époque de leur mise au vert qui eut lieu quinze jours après le départ de la première catégorie.

Comme les précédents, tous ces chevaux rentrèrent au dépôt en fort bon état, et aucun d'eux n'eut la plus légère atteinte de maladie pendant la durée du vert.

En 1855, année de la formation du régiment d'artillerie monté de la garde. Nous reçûmes un nombre considérable de jeunes chevaux tant des dépôts que des divers régiments d'artillerie de ligne.

Il en entra, pendant l'année, sept cent soixante-trois à l'infirmerie atteints de pleuro-pneumonie!

Au printemps de 1856, il restait quatre-vingts de ces derniers chevaux, dont les convalescences avaient été longues et pénibles. Ces animaux étaient maigres, ils étaient faibles, avaient les muqueuses apparentes pâles, etc., etc.

Dans l'espace de huit jours, deux cas de farcin accompagnés de morve aiguë se déclarèrent chez eux. Aussi, malgré un temps très-froid et pluvieux, je n'hésitai pas à demander au colonel l'envoi *immédiat* de tous ces chevaux en plein air, dans les terrains destinés à servir de polygone et recouverts alors d'une herbe des meilleures et des plus abondantes.

Vu la température régnante, le colonel n'osa pas prendre sous sa seule responsabilité une mesure qui lui paraissait *si radicale*... Il en référa au général Lebœuf, commandant alors l'artillerie de la garde.

Le général me fit appeler chez lui, et ce ne fut qu'après lui avoir garanti en quelque sorte que ces chevaux n'avaient rien à redouter ni de la pluie ni du froid, qu'il autorisa leur envoi au vert en liberté.

Huit jours après, tous ces chevaux sautaient et gambadaient comme des jeunes poulains, et cela malgré la persistance du mauvais temps.

Le vert en liberté est toujours bien préférable au vert à l'écurie.

Les chevaux s'y refont mieux et plus promptement, ce à quoi la pureté de l'air et la liberté des mouvements contribuent puissamment.

Les chevaux fatigués sur leurs boulets par suite de longs séjours à l'infirmerie se redressent, les engorgements des membres disparaissent, etc., etc.

Les chevaux destinés à être mis au vert en liberté ne doivent pas être du tout *pansés* pendant les cinq à six jours qui précèdent leur départ. On doit en outre les découvrir et leur donner beaucoup d'air nuit et jour, surtout si le temps est froid.

En prenant ces précautions la peau est beaucoup moins impressionnable aux pluies et aux nuits froides du printemps.

Je dois ajouter que pour rendre le vert en liberté profitable, il faut laisser les chevaux dehors *toutes les nuits* quelque temps qu'il fasse. C'est une précaution très-importante.

Les prairies humides ne doivent pas être acceptées, les plantes y sont trop aqueuses et peu nutritives.

Il faut autant que possible choisir des herbages entourés de clôtures, pour que les chevaux puissent s'abriter le long des haies pour éviter les mouches et les ardeurs du soleil.

Lorsqu'un grand nombre de chevaux sont mis au vert dans une même prairie, il faut avoir soin de les diviser, de les parquer et de n'en mettre jamais plus de six ensemble ; pour cela on n'a qu'à diviser la prairie en plusieurs compartiments.

Lorsqu'ils sont trop nombreux ils courent pendant plusieurs jours, ils foulent, ils gaspillent l'herbe, se poursuivent, se battent, et, d'ordinaire, les plus faibles n'éprouvent aucun bon résultat du vert. Inutile d'ajouter que l'usage de l'avoine seconde efficacement les effets du vert en liberté.

Avant de terminer ce mémoire, je vais parler de quelques mesures hygiéniques que je désirerais voir adopter, d'une manière générale, pour les chevaux de l'armée.

XVIII

DE L'AÉRATION PERMANENTE DES ÉCURIES.

L'aération permanente est aujourd'hui un fait accompli, et elle n'a plus que de rares opposants.

Mais, qu'il me soit permis de dire que je suis, je crois, un des premiers qui ont sollicité la mise en pratique de cette très-heureuse innovation hygiénique.

Je dois signaler que, depuis l'année 1857, je la mets *largement* en usage *dans toutes nos écuries*, même avec une température de 12 degrés au-dessous de zéro, et, il y a *vingt ans*, en traitant la deuxième question de mon rapport hygiénique de 1849, je faisais déjà ressortir les bons avantages d'une grande aération.

J'ai, il faut le dire, rencontré au début, et pendant deux ou trois ans au moins, beaucoup d'opposition, car, encore à cette époque, il y a douze ans, la grande majorité de Messieurs les officiers désiraient les écuries fermées, notamment pendant l'hiver; plusieurs même de ces Messieurs, redoutant les effets de l'aération permanente sur leurs chevaux, logeaient ces derniers en ville.

Mais j'ai tenu bon, et j'ai été fortement appuyé par mon ancien colonel, M. le général de Vivès, qui, comme tous les colonels qui lui ont succédé au régiment, m'ont laissé la plus grande latitude dans la direction de l'hygiène des chevaux.

Notre système d'aération est des plus simples et toujours uniforme : nous laissons nuit et jour, tant l'hiver que l'été, *toutes* les fenêtres des écuries ouvertes.

Lorsque les chevaux rentrent de la promenade ou de la manœuvre, on les couvre pendant deux heures en hiver, et l'on ferme un côté des fenêtres.

En été, on ferme également un côté des fenêtres pendant le même laps de temps; mais on ne couvre pas les chevaux.

Avant l'application de ce système d'aération, nous avions assez souvent des chevaux glandés à signaler dans nos revues sanitaires.

Aujourd'hui, les cas de glandages ou de jetage de mauvaise nature sont un événement.

Je pense, du reste, qu'il doit en être de même dans tous les régiments de cavalerie et d'artillerie où l'aération est largement pratiquée.

La suppression des fortes saignées dans les maladies de poitrine et de l'usage des barbotages fréquents sur les chevaux bien portants, ont aussi leur part, dans les causes de la disparition de la morve et du farcin sur les chevaux militaires.

J'ajouterai que, sous l'influence de cette grande aération, les maladies de poitrine ont beaucoup diminué parmi les chevaux adultes, que ces derniers sont plus robustes, plus énergiques, en un mot plus tonifiés.

Voici, du reste, les résultats comparatifs relativement à la morve :

En 1855, année de la formation du régiment, nous avons perdu onze chevaux pour cause de morve.

En 1856, nous avons fait abattre trente-sept chevaux de la même affection !

Il est bon de dire que nos chevaux étaient logés dans des écuries *entièrement neuves*, *à peine terminées*, et très-humides !

En 1857, première *année d'aération permanente*, mais qui n'a été appliquée que le 1er octobre, à notre retour du camp de Châlons, nous avons encore perdu neuf chevaux de la morve ; vingt-huit de moins que l'année précédente !

En 1858, nous n'avons eu que trois chevaux morveux.

En 1859, année exceptionnelle pourtant, car, le régiment a reçu deux mille jeunes chevaux destinés à la campagne d'Italie, et qui arrivaient *tous* atteints de catarrhes avac jetages abondants, malgré ces prédispositions, nous n'avons eu que cinq cas de morve !

En 1860, 1861, 1862 et 1863, nous n'avons observé aucun cas de morve.

En 1864, nous en avons eu un cas ; mais le cheval qui en a été atteint avait eu pendant longtemps une gourme de mauvaise nature, à laquelle a succédé un catarrhe chronique, et, plus tard, deux affections de poitrine successives.

La constitution de cet animal était totalement appauvrie et délabrée.

En 1865 et 1866, pas de morve.

En 1867, il s'est déclaré un cas de morve sur un cheval du détachement de Paris, à l'École Militaire.

Cet animal était dans des conditions absolument identiques, et les antécédents les mêmes que ceux signalés sur le cheval abattu en 1864.

En 1868, néant.

Ces faits parlent d'eux-mêmes et n'ont besoin d'aucun commentaire.

L'aération permanente et largement appliquée est donc un moyen hygiénique puissant, et tout fait espérer que, par son usage persévérant, la morve disparaitra, sinon complétement chez les chevaux de l'armée, du moins elle deviendra excessivement rare.

XIX

DE LA TONTE.

Il est un autre agent hygiénique dont, depuis plusieurs années déjà, j'apprécie les grands avantages, et que je ne cesse de préconiser d'une manière générale :

Je veux parler de la *tonte*.

Les poils de nos chevaux de troupe sont tellement touffus pendant l'hiver, que ces animaux sont couverts de sueur au moindre exercice; aidés, d'un autre côté, par un ciel constamment brumeux dans les trois quarts de la France, il n'est pas rare de les voir rester vingt-quatre heures mouillés, après une manœuvre ou après un exercice un peu violent.

Je considère donc la tonte comme un agent hygiénique des plus salutaires, et qui procure au cheval un bien-être marqué ; elle met en évidence une quantité de crasse incrustée depuis longtemps sous l'épiderme, que l'étrille et la brosse ne peuvent enlever !

La peau, débarrassée de cette crasse qui bouchait ses pores, laisse échapper plus facilement les humeurs excrémentitielles; ses fonctions s'exécutent mieux, et, comme il y a une grande sympathie entre les fonctions de cette dernière et celle des organes internes, ceux-ci doivent avoir nécessairement une vitalité plus grande ; aussi, remarque-t-on que le cheval tondu a généralement plus d'énergie qu'avant la tonte; cela s'observe notamment chez les chevaux lymphatiques, ce qui a fait dire que la tonte équivalait à un picotin d'avoine.

Le tondage n'offre pas seulement l'avantage de débarrasser l'animal d'un vêtement incommode *pour le travail*; mais il agit comme moyen de guérison, et fait quelquefois cesser des états maladifs qui duraient depuis longtemps. J'ai fait souvent disparaître, par ce moyen, des affections anciennes d'intestin, des toux chroniques et des affections de la peau.

Mais, objectent les non partisans de la tonte, très-peu nombreux aujourd'hui: A l'état de nature, le cheval conserve sa toison et il ne s'en trouve pas plus mal; les poils sont des tempérants, des protecteurs puissants contre les influences extérieures ; ils garantissent du froid, etc.

Nous répondrons qu'à l'état de nature, le cheval va où il veut, l'instinct seul le guide et dirige ses actions.

Le travail *forcé* du cheval à l'état domestique y est remplacé par les pérégrinations pour trouver sa nourriture.

Dans cet état de liberté, peu de maladies l'accablent; la vieillesse l'atteint presque seule et l'emporte.

Donc, aucun parallèle à établir entre l'état naturel et l'état domestique.

Enfin, d'après notre vieille expérience, la tonte offre de très-grands avantages et pas d'inconvénients.

Les chevaux nouvellement tondus réclament peu d'attention. On doit avoir le soin de les couvrir *les premiers jours* qui suivent la tonte, et seulement pendant l'inaction prolongée succédant à un travail de longue haleine.

Ils ne tardent pas à s'habituer aux impressions et aux variations atmosphériques, et à supporter facilement le froid.

L'usage de la tonte prend chaque année plus d'extension dans tous les services, et, à Paris, les marchands de chevaux de luxe, qui, on peut le dire, sont de bons juges en pareille matière, la pratiquent d'une manière presque générale sur leurs chevaux.

C'est que non-seulement, comme je viens de le dire, le tondage donne de la vigueur, et il suffit, pour s'en convaincre, d'avoir monté un cheval avant et après la tonte, mais il rend aussi le cheval plus beau, car il laisse voir ses formes bien dessinées ainsi que le réseau veineux sous-cutané, et tel cheval qui a paru fort laid avec ses longs poils a acquis une plus grande valeur après la tonte, car il flatte d'avantage l'œil.

Il y a plus de vingt ans que je préconise la tonte, et je n'ai toujours eu qu'à m'applaudir de mes conseils.

XX

DE L'USAGE DES BOXES.

Je signalerai aussi un autre moyen hygiénique, dont l'adoption dans les régiments de cavalerie et d'artillerie produirait de très-bons résultats : je veux parler de la construction de boxes, afin de pouvoir mettre en liberté les chevaux très-malades, ceux atteints de boiteries, d'engorgements des membres, les chevaux fatigués, ceux chez lesquels on a pratiqué la cautérisation, les chevaux maigres et auxquels on pourrait donner alors facilement un supplément de nourriture.

Pour une cause ou pour une autre, il y a toujours, dans un régiment, un certain nombre de chevaux condamnés à rester longtemps aux écuries-infirmeries. Or, nous ne connaissons rien de plus fatigant pour un cheval et de plus pernicieux pour ses membres, pour ses aplombs antérieurs notamment, que l'obligation où il se trouve de rester ainsi attaché et de ne pouvoir faire que des déplacements excessivement bornés ; aussi, souffre-t-il horriblement, et, pour s'en convaincre, il suffit d'avoir observé la position de ces malheureux animaux.

Dans leur boxe, au contraire, ils vont, ils viennent, courent à leur gré dans tous les sens, choisissent l'attitude qui leur convient le mieux ; leurs aplombs s'en trouvent très-bien, ainsi que la marche de leurs maladies.

Du reste, la pratique a prononcé depuis longtemps à ce sujet, et, depuis l'année 1845, nous mettons la plus grande partie de nos chevaux malades dans des boxes faites, comme je l'ai dit plus haut, à l'aide de quatre bat-flancs. Malheureusement, nous ne pouvons pratiquer cet excellent moyen que sur un petit nombre de chevaux.

La construction de quelques boxes rendrait les plus grands services et compenserait largement les faibles dépenses qu'elle nécessiterait.

Dans l'armée, nous n'aurions pas, comme dans la vie civile, l'aversion des cochers et des palefreniers pour la boxe, et cela, parce que, dans ces dernières, les chevaux se couchent à volonté, se salissent, ce qui oblige de les nettoyer de nouveau au moment de les seller ou de les atteler.

Aussi, ces malheureux chevaux de luxe, coûtant souvent des prix énormes, sont-ils condamnés, quand ils ne sont pas montés ou attelés, à rester *debout*, excepté la nuit, et encore qui sait! attachés très-court au râtelier, dans des caves écuries, comme il y en a beaucoup dans le nouveau Paris.

Quelle souffrance pour ces malheureuses bêtes et quelle ruine prématurée; mais la litière n'est pas dérangée, et les chevaux, ne pouvant se coucher, ne se salissant pas, donc pas d'obligation de les nettoyer une deuxième fois.

C'est le cas de dire, périsse le cheval plutôt que le bien-être du palefrenier, et de rappeler ce vieil adage qui se trouve bien exact :

Paris est l'enfer des chevaux !

Du reste, dans la capitale, la plupart des propriétaires de chevaux ne considèrent ces derniers que comme un moyen de locomotion pour les transporter le plus vite possible d'un point à un autre.

Les affaires avant tout.

Mais, comme je l'ai dit plus haut, les poulains destinés à devenir plus tard des chevaux de guerre et des chevaux de service ne sont pas mieux traités chez quelques éleveurs.

Quelle différence, sous ce rapport, avec l'Angleterre. Là, les soins physiques et moraux que réclament les jeunes poulains ne leur font jamais défaut. Ce n'est pas assurément, en général, de l'affection, mais un sentiment de spéculation raisonné par un peuple sensé et constant.

Le cheval, en Angleterre, est un serviteur dont on apprécie

toute la valeur, et il est une des choses importantes de la vie sociale, la seconde de ces choses; dans beaucoup de ménages, il est la première. Aussi de quels soins sont entourées toutes les phases de son existence, et quelle somme de capitaux cette existence fait remuer en ce pays, où chacun, dans toutes les situations de la vie, comprend et apprécie plus ou moins son importance.

En France, il est loin d'en être ainsi. Le cheval y est quelquefois un objet de luxe, que l'on paye en conséquence. L'agriculture et les transports l'emploient comme moyen; mais, à de très-rares exceptions près, il y est traité sans affection, et presque sans esprit de conservation.

Dans les départements de la Normandie même, pour lesquels il devrait être l'industrie première, on exploite le cheval comme une marchandise brute, et, comme on l'exploite sans affection, on l'exploite souvent mal.

Le groom anglais est tellement rompu au pansement, que, même en état d'ivresse, il soigne son cheval et évite les accidents.

Le palefrenier normand laisse quelquefois jeûner les animaux qu'on a confiés à sa garde, et les traite parfois avec brutalité.

Un pareil état de choses est la plaie gangrenée qui appelle toute la sollicitude de l'administration et de tous les hommes aimant le cheval.

La loi qui réprime les mauvais traitements envers les animaux domestiques est insuffisante, mais, telle qu'elle est, elle pourrait produire quelque bien. Elle reste à l'état de lettre morte, et les populations, ne voyant point d'exemples de son application, ignorent qu'elle existe.

Que cette loi soit donc affichée dans toute écurie importante, dans tout lieu où l'on réunit un grand nombre de chevaux, et que les agents de l'autorité en surveillent l'application; qu'il en soit de même de tout propriétaire éleveur, fermier et conducteur d'exploitation.

Il faut, à la peine, opposer la récompense. On distribue des primes de labourage, on donne des récompenses aux vieux serviteurs; que l'on institue des primes d'un chiffre élevé pour les palefreniers qui traitent les chevaux avec douceur, et qui ne s'enivrent pas ou ne s'enivrent plus. — Dans les premières années, la condition absolue obligerait d'aller chercher les lauréats à la mamelle !

Quand l'Angleterre fonda les Sociétés de tempérance, elle avait précisément en vue un résultat de ce genre.

En France, où l'on rit de tout, on tournerait la tempérance en ridicule ; mais on aurait quelque considération pour l'amende et la prison ; et ce que ne fera pas la crainte, l'appât d'une bonne prime en argent souvent l'effectuera bientôt.

Ainsi, le jour où l'on sera parvenu à créer des palefreniers comprenant leur mission, on aura fait la moitié du chemin. Il ne restera plus qu'à obtenir un régime convenable pour les jeunes animaux qui doivent un jour faire des chevaux de luxe, de guerre et de service.

L'Angleterre, sous un climat froid et humide, a su façonner les descendants des arabes de manière à obtenir un type unique, qui, à force de soins et de précautions, annulant toutes les influences climatériques, s'est conservé jusqu'à nous dans le même état.

Que ne pourrait-on pas obtenir en France avec la beauté et la variété de climat, et avec des herbages plus riches que ceux du Yorkshire et du Mecklembourg ?....

Mais, je le répète, l'Angleterre a le goût passionné pour l'éducation des chevaux, de fortes connaissances en ce genre, et une masse d'hommes d'écurie soigneux, intelligents et aimant les chevaux ; enfin cette persévérance, ces soins éclairés, ce goût de perfectionnement qui caractérisent cette nation, et, de plus, *le coffre à avoine*.

Cette longue digression finie, revenons à la question.

La boxe contribue non-seulement à la guérison des maladies, mais elle peut jusqu'à un certain point les prévenir.

M. P..., un des grands marchands de chevaux de Paris, m'a dit fort souvent que dans un convoi de chevaux nouvellement arrivés, ceux qu'il pouvait mettre en boxe étaient rarement malades, ou tout au moins ils payaient un tribut beaucoup plus léger que ceux qui restaient forcément dans les écuries ordinaires.

Tous les éleveurs et amateurs de chevaux mettent en boxe,

quand cela leur est possible, les meilleurs et les plus distingués de ces derniers.

Ils savent très-bien que l'usage de la boxe est excessivement favorable aux chevaux et conserve leurs aplombs.

Il y a deux ans, j'ai perdu deux chevaux âgés de vingt ans. l'un ayant appartenu à l'État et qui était devenu forcément ma propriété, l'autre un des plus grands trotteurs connus et m'appartenant depuis l'âge de cinq ans. Eh bien ! malgré les courses journalières, attelés ou montés, que ces chevaux ont faites pendant quatorze ans, leurs membres, à l'époque de la mort de ces animaux, n'offraient pas la plus légère trace d'usure, et cela par l'usage permanent de la boxe et des flanelles.

Ces faits, joints à beaucoup d'autres, m'autorisent à dire que la boxe et les flanelles *bien mises* préviennent et guérissent un grand nombre de molettes et de boulets *arrondis*, ce qui constitue le premier degré de fatigue.

Je dis flanelles bien mises, car beaucoup de palefreniers, et les trois quarts des ordonnances d'officiers, n'entendent absolument rien à l'application des flanelles.

Ils serrent presque toujours la ligature immédiatement au-dessus du boulet, de sorte qu'en voulant guérir le mal ils l'augmentent.

La ligature avec laquelle on fait tenir les flanelles doit être le plus large possible, toujours bien posée à plat et *serrée sur la molette même*.

Cette recommandation paraîtra peut-être oiseuse ; mais elle a son importance, et, en prenant ces précautions, j'ai fait disparaître des quantités considérables de molettes.

Je dois ajouter qu'une foule de boiteries guérissent souvent sans l'aide d'aucun traitement, par l'usage de la boxe.

XXI

AUGMENTATION DE LA RATION D'AVOINE.

Inutile de signaler le bien que ferait aux chevaux militaires, notamment à ceux de la cavalerie de réserve, l'augmentation de la ration d'avoine pendant l'époque des fortes manœuvres.

Que les chevaux ne travaillent pas, qu'ils travaillent peu ou beaucoup, leur ration d'avoine est toujours la même. Je comprends qu'on ne la diminue jamais; mais, l'augmenter pendant qu'ils travaillent le plus, serait une mesure très-rationnelle, car on a dit depuis longtemps et avec beaucoup de raison : de l'avoine, toujours de l'avoine, c'est là tout le secret pour avoir généralement de bons chevaux qui seront de longue durée.

Combien de fois ai-je vu des chevaux faibles, malingres, mous et ayant la réputation d'être incapables de faire un bon service.... Eh bien ! je prenais ces chevaux à l'infirmerie, je les plaçais dans un coin, et je leur faisais donner double ration d'avoine. Un mois après, ils étaient méconnaissables.

Pendant que les deux régiments de carabiniers étaient en garnison à Versailles, j'ai souvent vu réformer de jeunes chevaux pour cause de faiblesse, de mauvaise constitution, etc.

Quelques mois après, je revoyais ces mêmes chevaux dans un état magnifique de force et de vigueur, et cela, parce que, chez leurs nouveaux propriétaires, ils recevaient une plus forte ration d'avoine !

Que de chevaux, dans l'armée, qui ne font jamais de bons services, qui restent mous, faibles, qu'on est souvent obligé de réformer prématurément, et qu'une plus forte ration permanente d'avoine rendraient bons et vigoureux.

Malheureusement, bien que cette amélioration soit reconnue de la plus grande utilité par tout le monde, elle est, dit-on, difficilement réalisable.

Pourtant, si on applique l'entraînement au cheval de troupe, l'augmentation de la ration d'avoine deviendra d'une *indispensable nécessité* (1).

(1) Au moment où je termine cet article, j'apprends que la ration doit être prochainement augmentée.

XXII

CHEVAUX TROP JEUNES ENVOYÉS DANS LES RÉGIMENTS.

Des voix plus autorisées que la mienne ont souvent signalé le grand inconvénient de l'achat par les remontes et de l'envoi dans les régiments de chevaux trop jeunes.

Arrivant dans les corps à l'âge de trois ans et demi et quatre ans, ils sont deux ans sans pouvoir rendre aucun service, et plusieurs succombent dans cette période critique.

Voilà trente ans que j'entends émettre les mêmes doléances. Il faut croire qu'il est bien difficile de remédier à cet état de choses, pour ne pas dire impossible, puisqu'on continue toujours les mêmes errements et qu'on les continuera longtemps encore, malgré les conseils et les plaintes.

Je sais bien que, dans les régiments, les chevaux ne sont mis en dressage qu'à l'âge de cinq ans, et que ces animaux sont l'objet de soins particuliers; mais, malheureusement, plusieurs d'entre eux ont eu les dents prématurément arrachées, et ils sont souvent avancés de six mois.

Que ces chevaux aient trois ans et demi, quatre ans ou bien cinq ans, ce ne sont que des poulains qui exigeraient encore deux ans de ménagement, car il faut qu'on le sache bien, le cheval, notamment le cheval normand, n'est *complétement* fait qu'à l'âge de sept ans et quelquefois de huit ans, surtout lorsque, par exemple, il a été châtré tard. Aussi, dans le commerce, n'est-ce souvent que le troisième ou le quatrième possesseur de l'animal qui en jouit réellement.

Il en est de même des juments poulinières qu'on fait saillir à l'âge de dix-huit mois et qui, souvent, à cinq ans, même plus tard, n'ont pas encore mangé un grain d'avoine; aussi sont-elles un temps infini à *se faire*.

Ce ne serait pas chose facile que d'obtenir des éleveurs qu'ils gardent leur chevaux jusqu'à l'âge de cinq ans, le commerce les achetant à trois ans et demi et à quatre ans ; mais, s'ils y consentaient, il est probable que leurs prétentions deviendraient exagérées. Et, il ne faut pas se le dissimuler, plusieurs de ces animaux seraient, à cet âge, très-fatigués, surtout ceux qui servent dans les exploitations difficiles, où ils sont souvent fatigués, même à trois ans et demi, après dix-huit mois de travail.

Dans les dépôts de remonte on achète généralement vers le mois de novembre les chevaux de trois ans et demi ; le dépôt de Caen achète à la foire de Guibray, au mois d'août, ceux du même âge désignés dans le commerce par *quatre ans de Guibray;* et les uns et les autres sont portés nécessairement sur les états signalétiques comme ayant quatre ans.

Dans les régiments où l'âge des chevaux date du 1er janvier de chaque année, il arrive que tous les chevaux de trois ans et demi que ces régiments reçoivent avant le 1er janvier, sont, à cette dernière date, inscrits comme ayant cinq ans!

Tandis que le cheval du même âge, mais arrivé après le 1er janvier, ne sera porté, comme ayant cinq ans, qu'au 1er janvier suivant.

Ainsi, deux chevaux du même âge, mais arrivant au régiment à quelques jours de distance, seront inscrits sur les contrôles du corps comme ayant une année de différence.

Inutile de signaler les inconvénients qui peuvent résulter plus tard pour les chevaux de cette manière d'opérer.

Aussi, la mesure existant dans beaucoup de régiments, qui consiste à reviser, au printemps de chaque année, l'âge des jeunes chevaux, me paraît-elle très-sage et très-rationnelle.

Mais c'est notamment pour les chevaux d'officiers que ce jeune âge a des inconvénients : et voici ce que je disais à cet égard, dans mon rapport de 1859, sur les différentes parties de l'hygiène :

« A mon avis, le Gouvernement ferait de très-grandes économies, et les officiers seraient beaucoup mieux montés, si la remonte n'achetait plus de chevaux d'officiers proprement dits.

« Cette administration payerait le cheval de tête sa valeur réelle, et ces animaux ainsi désignés seraient envoyés dans les régiments comme chevaux de troupe et traités comme tels ; ils seraient donnés plus tard aux sous-officiers et aux cavaliers, et lorsque.

arrivés à l'âge de six, sept et huit ans, ces animaux seraient reconnus bons, MM. les officiers seraient autorisés à prendre le cheval de leur choix, en démontant, bien entendu, les cavaliers possesseurs des chevaux ayant fait leurs preuves de bonté!

« Je suis certain d'ailleurs que plusieurs cavaliers, pour ne pas dire tous, s'estimeraient heureux de pouvoir céder un bon cheval à leur capitaine ou à leur lieutenant.

« Parmi les sous-officiers mêmes, on en trouverait beaucoup disposés à faire ce léger sacrifice en faveur de leurs chefs.

« Les chevaux de troupe ne sont d'ailleurs montés que pour les manœuvres et la promenade *commandée*, tandis que les chevaux d'officiers, outre les manœuvres, font les promenades d'agrément ; l'inconvénient d'avoir un jeune cheval est donc beaucoup plus considérable pour l'officier que pour le simple cavalier.

« Dans l'état actuel des choses, l'officier reçoit un cheval qu'on lui *désigne*. Très-fréquemment ce cheval lui déplaît, d'abord parce qu'il est généralement trop jeune, et que l'officier est obligé de l'attendre quelquefois deux ans avant de pouvoir s'en servir.

« Arrivé à l'âge où il peut être monté, cet animal est longtemps à se faire; il est mou, devient fréquemment boiteux, quelquefois rétif, etc.

« Or, l'officier s'en dégoûte et cherche à se débarrasser de son cheval le plus tôt possible, ce à quoi il réussit toujours, et malheureusement cet animal est remplacé par un autre du même âge.

Je pourrais citer de nombreux régiments qui font une *énorme* consommation de chevaux d'officiers.... »

Voilà ce que je disais il y a dix ans.

Aujourd'hui les choses sont un peu changées; mais il y a encore beaucoup à faire. L'officier peut, il est vrai, changer sa monture tous les ans au 1er avril; mais il ne peut la remplacer que parmi les chevaux *disponibles*. Trop souvent, hélas, ces chevaux disponibles *du moment* ne valent guère mieux; ils valent souvent moins que celui dont l'officier désire se débarrasser.

Avant l'établissement des chemins de fer, comme je l'ai dit plus haut, les départs des jeunes chevaux des dépôts de remonte pour les régiments étaient suspendus depuis le 1er octobre jusqu'au 1er avril. Alors les inconvénients que je viens de signaler n'étaient peut-être pas aussi graves, car les jeunes chevaux achetés à trois ans et demi passaient l'hiver dans les établissements de remonte, et ne commençaient à arriver dans les régiments qu'au mois de mai. Aussi ces derniers avaient-ils alors beaucoup moins de jeunes chevaux malades.

Ces jeunes chevaux avaient presque tous été malades pendant les six mois d'hiver qu'ils avaient passés dans les établissements de remonte, où ils payaient ainsi une grande partie de leur tribut.

Leur acclimatation dans les régiments était alors moins longue, car ils y arrivaient ayant six mois de régime militaire.

Mais aussi quel encombrement pendant tout l'hiver dans les dépôts de remonte, et combien les maladies de poitrine étaient fréquentes et la mortalité considérable !

Pouvait-il en être autrement, en effet? Ainsi, à Caen, par exemple, la grande majorité des achats s'effectue en hiver. Une fois les écuries du dépôt pleines, et elles étaient alors de peu d'importance, on était obligé de détacher des chevaux un peu partout: cinq cents à Falaise; le plus possible à Langannerie, à Tilly, à Bretteville, etc., d'en placer dans toutes les mauvaises écuries de la ville, même à la fameuse *Salpêtrière* qui était *infecte.*

Du reste, toutes ces écuries étaient mauvaises et la surveillance y était excessivement difficile, sinon impossible.

Ajoutons qu'on n'envoyait qu'un seul officier avec cinq cents jeunes chevaux à Falaise, et pas de vétérinaire.

Le dépôt manquait le plus souvent d'hommes pour soigner et pour panser les chevaux; il n'était pas rare de voir huit à dix de ces animaux pansés par le même individu. Aussi ces malheureux chevaux restaient-ils souvent huit jours sans sortir des écuries. Heureux quand ils recevaient tous les jours leur ration d'eau.

En attendant l'arrivée des détachements demandés par le commandant du dépôt, et qui étaient souvent trente à quarante jours en route, on avait recours à des palefreniers civils, c'est-à-dire des journaliers de toute espèce et de toutes conditions auxquels on donnait deux francs par jour, et qui ne savaient tenir ni la brosse ni l'étrille.

Les trois quarts étaient des portefaix ou des ouvriers sans ouvrage, souvent brutaux et ivrognes....

Les jours de réception, par ordre supérieur venu on ne sait d'où, aucun cheval ne pouvait être mis à l'abri dans les écuries de la remonte avant d'être *définitivement acheté*.

Ainsi, avec des pluies froides, de la neige, souvent par un froid de 12 degrés, ces chevaux, qui venaient souvent de fort loin, étaient obligés, ainsi que leurs propriétaires, d'attendre leur tour et de rester, quelquefois pendant des journées entières, dans la petite rue, située derrière le quartier, près de la porte qui communique au lieu de réception des chevaux.

Or, à cette époque, comme je l'ai dit, les trois quarts et demi de ces animaux n'avaient pas quitté depuis deux mois leurs écuries chaudes et obscures, où on les engraissait comme des bœufs pour la boucherie, avec du blé bouilli, de l'orge crevé, des pommes de terres cuites, des farineux de toute espèce; on leur donnait de tout enfin, excepté de l'avoine.

Comprend-on l'effet que devait produire une pluie glaciale de plusieurs heures sur des chevaux ainsi préparés, et la plupart récemment châtrés.

Je me demande aujourd'hui comment il n'en succombait pas les trois quarts.

J'ai d'ailleurs, à cette époque, souvent entendu dire aux éleveurs qui avaient leurs chevaux refusés après être restés avec ces derniers quelquefois des journées entières pour attendre leur tour, qu'ils étaient presque certains, sinon de perdre ces animaux, du moins de les avoir très-malades, fait que j'ai souvent vérifié et trouvé de la plus grande exactitude.

Du reste, ce n'étaient pas seulement les chevaux refusés par la remonte qui, par suite de cette longue attente au froid et à la pluie, devenaient malades en rentrant chez leurs propriétaires; mais, parmi ceux qui étaient achetés, et qui, conséquemment, restaient dans les écuries du dépôt, il en entrait souvent le lendemain des douzaines à l'infirmerie.

J'avais beau me plaindre, les choses allaient toujours leur train, tant il est vrai qu'il est bien difficile de faire changer, même les plus pernicieuses habitudes.

Or voici ce que je disais à cet égard dans mon rapport de 1854:

« ..... Je renouvellerai encore ma demande sur un point d'indispensable nécessité, savoir: la construction d'un hangar-écurie ou manége couvert destiné à servir de lieu d'attente pour les chevaux qu'on nous amène les jours de réception, afin que ces malheureux animaux, dont plusieurs vont bientôt appartenir à l'État, ne soient pas exposés pendant des heures entières à des pluies glaciales souvent mortelles.... »

Dans le même rapport, je disais aussi :

« Les écuries devraient être en assez grand nombre au dépôt de Caen, pour qu'on ne fût pas obligé, l'hiver, d'envoyer des chevaux à Falaise et dans d'autres cantonnements. Là, en effet, la surveillance est beaucoup moins active, car les écuries sont très-éloignées les unes des autres; elles sont en outre *mauvaises, peu aérées;* les chevaux y sont enfin dans des conditions hygiéniques les plus déplorables ! »

Si je rappelle ces extraits de mes rapports, c'est uniquement pour prouver qu'il n'y avait nullement de ma faute s'il en était ainsi, et que je faisais, au contraire, tout mon possible, tant verbalement que par écrit, pour tâcher de faire changer ce déplorable état de choses, cause en grande partie de la mortalité et des maladies graves qui attaquaient nos jeunes chevaux.

On a voulu établir un parallèle entre les pertes de cette époque néfaste pour les chevaux du dépôt de Caen, et celles qui ont eu lieu après que tout a été radicalement changé et amélioré. et que les chevaux sont envoyés dans les régiments même l'hiver, au fur et à mesure des achats !

C'est absolument comme si un médecin, qui aurait cent malades à traiter par an, voulait comparer ses pertes avec celui qui en traiterait trois mille de la même affection, pendant le même laps de temps, et dans des conditions *beaucoup plus mauvaises encore.*

Ce serait peu modeste il est vrai, mais c'est pourtant ce qui est arrivé.

XXIII

SUPPRESSION DE LA MARQUE A LA FESSE.

Dans mon rapport de 1859, je demandais aussi la suppression de la marque au fer rouge, sur la fesse des chevaux.

Je disais qu'elle avait l'inconvénient, notamment sur les chevaux de trait d'artillerie, de laisser des cicatrices souvent affreuses et longues à guérir; les harnais, portant directement sur la marque, j'ajoutais qu'à l'instar de ce qui se passe dans les établissements de la remonte, cette marque devrait être appliquée à l'encolure sous la crinière; je disais, enfin, que les chevaux livrés à la réforme seraient vendus beaucoup plus cher, si l'on supprimait cette affreuse opération.

Je suppose que des demandes semblables et parties *de plus haut* sont arrivées au Ministère, puisque, depuis quelque temps déjà, on a proscrit la marque à la fesse, et qu'elle a été remplacée par la marque à l'encolure sous la crinière, comme je le demandais il y a dix ans.

XXIV

DE LA MANUTENTION DU FOIN.

Dans le même rapport, je demandais que le foin des prairies naturelles, non plus que le sainfoin, ne fût *manutentionné*, mais, qu'il fût reçu et donné en distribution, tel qu'il est apporté dans les magasins du comptable, car tout le monde peut se convaincre que par la manutention les parties les plus nutritives, telles que les graines et une partie des feuilles restent dans les greniers.

L'administration distribue le foin des prairies artificielles en bottes de sept à huit kilogrammes, tel qu'elle le reçoit du cultivateur, et cela, pour conserver les graines et les feuilles. Personne, bien entendu, n'y trouve d'inconvénient, relativement à la répartition à faire à chaque cheval; pourquoi n'en serait-il pas de même pour le foin?

XXV

DES PROMENADES DES CHEVAUX.

Un mot sur les promenades des chevaux et sur les ouvriers maréchaux-ferrants.

Dans les saisons où les chevaux travaillent peu, l'utilité des promenades journalières est indiscutable; mais, le lendemain d'une grande manœuvre, d'une revue à une grande distance comme de Versailles à Longchamps ou à Paris, par exemple, où les chevaux restent huit à dix heures montés ou attelés, le lendemain, dis-je, de ces fatigues prolongées, ne pourrait-on pas les laisser reposer tranquillement toute la journée ?

Il me semble que, poser la question, c'est la résoudre, car on voit, à la promenade du lendemain, la plupart des chevaux *en main* se faire traîner, et les porteurs, en général, paraissant aussi peu disposés à marcher.

Le repos de ce jour leur serait doublement salutaire, car il leur éviterait de nombreux coups d'éperons et de nombreuses saccades.

Je suis entièrement convaincu que, même le lendemain d'une vive manœuvre, dans la localité, les chevaux se trouveraient très-bien d'un repos complet.

Je comprends qu'autrefois, alors que les écuries étaient mauvaises, peu aérées, où les chevaux respiraient continuellement un air vicié, où ils étaient serrés les uns contre les autres, debout sur le pavé, sans pouvoir se coucher faute d'espace, je comprends qu'alors, il était indispensable et tout à fait hygiénique de les faire sortir tous les jours.

Mais aujourd'hui que les écuries militaires sont saines, spacieuses, bien aérées ; que les chevaux peuvent s'y coucher avec la plus grande facilité et à volonté, il n'y aurait évidemment aucun inconvénient à ne pas les faire rigoureusement sortir, même le lendemain d'une forte manœuvre.

Si, comme du temps de ce bon et illustre La Fontaine, les bêtes savaient parler, je suis persuadé que tous les chevaux d'un régiment à qui l'on proposerait une promenade le lendemain d'une grande manœuvre répondraient négativement.

XXVI

DES MARÉCHAUX-FERRANTS.

La principale condition pour un cheval, mais notamment pour un cheval de guerre, c'est d'avoir de bons pieds : sans bons pieds pas de cheval ; mais si, avec de bons pieds, on a un mauvais maréchal pour les ferrer, on ne sera guère plus avancé.

La maréchalerie étant un art très-difficile, des plus utiles et des plus pénibles, le gouvernement devrait faire de légers sacrifices, pour conserver les bons ouvriers maréchaux de plus en plus rares dans l'armée, et cela en les rétribuant plus largement, car, avec l'abonnement actuel, ils ont un bénéfice *insignifiant* (1).

Aussi, les trois quarts de ces militaires, s'empressent-ils de quitter le service dès que l'époque de leur congé arrive, car dans la vie civile, à Paris et dans toutes les grandes villes, ils sont largement rétribués.

Pour pouvoir conserver les bons ouvriers, il faudrait nécessairement améliorer leur position.

Voici ce que l'on pourrait faire en leur faveur :

1. — Augmenter le chiffre de l'abonnement, ou, ce qui serait mieux encore, le supprimer et le remplacer par une haute paye.

2. — Donner au brigadier-maréchal le grade de maréchal-des-logis avec le titre de chef d'atelier.

3. — Nommmer brigadiers les maréchaux en pied.

4. — Donner la solde de premier soldat aux aides-maréchaux.

5. — Donner enfin aux maréchaux en pied la retraite de sous-officier.

Je suis persuadé, et c'est aussi l'avis de plusieurs hommes compétents, que si ces idées, ou quelque chose d'équivalent, étaient adoptées, les bons ouvriers maréchaux ne quitteraient les régiments qu'à l'époque de leur retraite, la ferrure des chevaux de l'armée s'en trouverait beaucoup mieux, et, par suite, dans beaucoup de cas, on obtiendrait une plus longue durée de service de ces animaux.

XXVII

DU CHEVAL D'ARTILLERIE ET UN MOT SUR LE CHEVAL PUR SANG ET SUR LES COURSES.

Les chevaux achetés pour le service du trait d'artillerie devraient être en général plus légers.

(1) En corrigeant les épreuves de ce mémoire, j'apprends qu'une nouvelle décision ministérielle vient d'augmenter de 25 cent. par cheval et par mois le taux de l'abonnement des maréchaux ferrants.

Ces animaux, étant soumis aux mêmes manœuvres que les chevaux de cavalerie, se ruinent prématurément lorsqu'ils sont trop lourds; dans ce dernier cas, conformés pour les allures lentes, ils souffrent beaucoup dans les manœuvres au galop.

Les chevaux lourds, communs, à croupe avalée, à tête lourde, à pieds plats, ne conviennent nullement pour le service de l'artillerie.

En 1848, Achille Fould, nommé rapporteur d'une Commission chevaline, demandait avec beaucoup de raison au Ministre de la Guerre que toute l'artillerie fût remontée avec des chevaux de dragons doublés et fortement membrés.

Mais le bon cheval de la taille de dragon, doublé, près de terre, avec un rein court et de forts canons antérieurs tel que le demandait M. Achille Fould pour le service de l'artillerie, se paye fort cher aujourd'hui, car il est très-recherché par le commerce et, par suite, inaccessible aux prix fixés pour la remonte.

Ce n'est donc que le cheval de trait léger que l'artillerie peut et doit se procurer, cheval généralement bon et dont le nombre peut, en France, suffire *à toutes les éventualités.*

Il n'en est pas de même du cheval de luxe et de celui destiné à la cavalerie, du moins quant à la qualité.

La difficulté d'en trouver de bons augmente tous les jours, tout le monde est d'accord sur ce point.

Notre race de chevaux de selle, au corps étoffé, aux canons larges, au rein court, devient de plus en plus rare.

C'est cette conformation tassée, que l'on recherchait il y a trente ans ; c'est aussi celle que recherchent encore à présent les vrais connaisseurs.

Quand je parle de chevaux corsés, près de terre, avec des allures, je suis loin de les confondre avec ces bêtes communes sans distinction et sans moyens, qui n'ont d'autre mérite que le poids de leur masse informe.

Mais la fureur du moment est de tout sacrifier à l'extrême vitesse, cause unique de la disparition à jamais regrettable de l'espèce de chevaux signalée plus haut.

Certes, je ne suis nullement l'antagoniste du pur sang, je sais qu'il est essentiellement régénérateur ; mais, pour régénérer par le pur sang il faut des croisements judicieux d'une part; d'autre part certaines conditions de taille, *d'ampleur*, de conformation.

Qu'arrive-t-il fort souvent au contraire?

La race amélioratrice possède, il est vrai, la pureté du sang; mais comme avant de songer à la faire productrice, on a songé à la faire coureuse, et sa conformation étant fréquemment en désaccord complet avec celle du cheval de service, la conséquence est qu'on altère les formes de la race qu'on veut améliorer.

Je ne cesserai de le dire; la conformation la plus favorable à l'extrême vitesse est en désaccord avec celle du cheval de guerre et avec celle du cheval de service.

Quel est le but que se propose l'éleveur de chevaux de course? Croit-on qu'il ait principalement en vue l'amélioration de l'espèce chevaline? Non, mille fois non. Il cherche à obtenir un cheval qui, dans un temps donné, coure le plus vite possible.

Mais supposons pour un moment que, mettant de côté les prévisions de la course, il ne se préoccupe que des besoins de la production. Quelle marche pense-t-on qu'il suivra? celle de tout homme qui veut arriver à un bon résultat.

Pour obtenir un coureur il prendra l'étalon et la poulinière le plus vite; pour obtenir un producteur de chevaux de service, il accouplera l'étalon et la jument dont les qualités et la conformation seront le plus en harmonie avec celles du cheval de service.

En suivant cette méthode pendant quelques générations, il arrivera nécessairement avec l'aide *d'un climat, d'un sol et d'une nourriture convenables*, à se procurer un cheval d'une taille et d'une conformation analogues à celles que réclament nos besoins; et comme ce cheval possédera en même temps la pureté du sang, le problème sera résolu.

Si nous demandons la vitesse chez le producteur, nous dit-on, c'est moins pour elle-même qu'en raison des causes auxquelles elle est due.

Pour que le cheval soit le plus vite, il faut que les organes essentiels aient acquis, tant intérieurement qu'extérieurement, le plus haut degré de perfection, et c'est là ce dont il est indispensable de s'assurer.

Or, les courses de vitesse servent à classer le mérite relatif des individus; elles débarassent des mauvais — qui, hélas! sont très-nombreux — et développent chez les bons, par suite des exercices auxquels elles les obligent, leurs qualités innées.

Sans nul doute, l'emploi de la régénération des races doit être confié aux individus le plus près de la perfection, et il y a donc nécessité absolue de nous assurer si les chevaux que nous destinons à la reproduction possèdent toutes les qualités que réclament nos services.

Mais ces qualités dont nous avons besoin sont de plusieurs espèces : légèreté, action, tempérament, vigueur, fonds, force, carrure, volume, taille, ensemble surtout.

Cet exposé seul répond à l'objection.

Si l'extrême vitesse est une garantie de quelques-unes de ces qualités, elle est évidemment incompatible avec plusieurs autres, et ce sont précisément celles dont il nous est le moins possible de nous passer.

Il nous est donc nécessaire de recourir à d'autres moyens d'apprécier le mérite de nos étalons, et ce que nous avons à constater ce sont les qualités de leurs allures, bien plus que leur rapidité; la solidité, le fonds, la régularité, bien plus que la vitesse.

Quoi que l'on puisse dire relativement à cette dernière, nous aurions plus de confiance dans un producteur de chevaux de guerre qui ferait douze lieues en trois heures, monté et harnaché, et qui recommencerait huit jours de suite, que dans celui qui aurait parcouru un hippodrome en deux minutes et quelques secondes, et de même, proportionnellement, pour les autres services.

Vous parlerai-je de ces malheureux jeunes chevaux qu'on soumet à l'entraînement dès l'âge de dix-huit mois?

A cet âge, les pièces de la charpente osseuse ne sont pas affermies et n'ont pas atteint le développement nécessaire à leur solidité; les fibres des tendons et des ligaments sont encore trop faibles pour résister aux efforts musculaires; les organes principaux, à demi formés, se trouvent hors d'état de supporter les fatigues prématurées auxquelles ils sont soumis. Aussi la majeure partie des membres *de la race pure*, ruinés avant l'âge auquel on eût dû lui rien demander, devient souvent une *pépinière de tares*.

Mais, vous dit-on, les tares résultant de l'entrainement ne se transmettent pas?... Erreur profonde. J'ai vu très-souvent le contraire. Je pourrais à ce sujet citer de nombreux exemples :

Le fameux *Félix*, chez lequel l'entrainement avait fait naître et développer des jardons et des éparvins, transmettait constamment ces tares à *tous* ses descendants et, en 1844 et en 1845, le haras de l'École de cavalerie en fournissait de nombreux types.

MM. les officiers, qui étaient à Saumur à cette époque, doivent très-bien se rappeler ces faits, qui leur étaient d'ailleurs démontrés et commentés par le capitaine Oudet, directeur du haras d'études, et aussi par moi.

Et *Gladiateur*, l'illustre *Gladiateur*, a un énorme jardon à gauche, qu'il tient de *Monarque*, son père qui, lui, avait deux jardons.

Je sais bien que chez un cheval tel que *Gladiateur* on ne se préoccupe nullement d'une tare semblable ; mais parmi ses nombreux descendants plusieurs, sans aucun doute, hériteront d'un jardon, de deux peut-être, sans avoir les qualités du père. Car il faut se garder de croire que les meilleurs coureurs transmettent toujours cette qualité à leurs enfants : les lois de l'hérédité s'y opposent : leurs qualités accidentelles chez eux, ils ne les transmettent qu'accidentellement. Les exemples surabondent.

La mère de *Gladiateur*, *Miss Gladiator*, a toujours été battue et elle fut vendue au Tattersall pour la somme de 300 francs.

La mère de l'incomparable *Éclipse*, *Spiletta*, fut toujours aussi *constamment battue*.

Beaucoup de personnes disent : « Le cheval de pur sang et de course actuel a tout le gros possible et désirable ; il peut suffire à tous les services et à tous les besoins; sa légèreté n'est qu'apparente ; elle tient uniquement à l'état d'entrainement dans lequel il parait sur l'hippodrome ; voyez-le plus tard, il est exactement conformé comme les plus gros chevaux ! »

La démonstration pourra satisfaire quelques enthousiastes ; mais quel est le vrai connaisseur qui, malgré l'embonpoint que cet animal prend plus tard, n'aperçoive chez plusieurs, sous cette étoffe de mauvais aloi, la poitrine étroite, le corps long, les tendons faibles, les articulations déviées, les aplombs faussés, les canons grêles, des jardons, des éparvins, etc.?

Les exemples sont, hélas! trop nombreux. Aveugle qui ne veut pas les voir.

Le pur sang est indispensable pour régénérer, conserver ou améliorer. Mais pour qu'il puisse remplir ce but d'une manière complète, il faut qu'il soit créé en vue de la production, c'est-à-dire qu'on s'attache constamment, dans les accouplements, à lui procurer les formes extérieures qui se rapprochent le plus de nos besoins; et comme ces formes sont diamétralement opposées à celles qui procurent l'extrême vitesse, on ne devrait jamais viser à obtenir uniquement cette dernière, qui ne s'acquiert en général qu'au détriment de qualités infiniment plus précieuses pour nous, telles que le liant, la liberté d'épaules, l'élévation des allures, la solidité.

La chose est si vraie, qu'abstraction faite des défauts de conformation du cheval de course, non-seulement il a lui-même d'assez mauvaises épaules; mais c'est encore le défaut capital de la plupart de ses productions; et presque toutes rasent le tapis.

La raison en est facile à concevoir; à force de sacrifier à la vitesse et d'exagérer les parties qui la donnent, on a obtenu dans l'arrière-main une force de détente hors de proportion avec les autres parties, et la masse étant poussée sur les épaules avec une vigueur qui n'est pas contre-balancée, l'équilibre se trouve ainsi rompu.

En effet, tout animal est une machine vivante. Or une machine cesse d'être parfaite du moment que quelques-uns des rouages ou des ressorts ont une force disproportionnée avec celle des autres.

Les partisans de l'extrême vitesse nous disent encore : « La vitesse est un fait patent, qui ne peut être l'objet d'aucun doute et que tout le monde peut apprécier. »

En effet, sous ce rapport, le système des courses est un fort beau système; et du moment qu'on admet que le cheval qui arrive le premier *est toujours* le meilleur, il n'est point besoin d'études préparatoires bien ardues ni d'une science bien profonde pour apprécier son mérite. Nous convenons que c'est fort commode et l'acquisition d'un chronomètre suffit.

Malheureusement l'expérience nous démontre journellement qu'il est loin d'en être toujours ainsi.

Nous sommes loin pourtant de demander la suppression des courses, nous déclarons, au contraire, les accepter comme institution de premier ordre et l'un des principaux pivots sur lesquels doit rouler l'amélioration.

Non pas que nous ignorions les graves objections qu'on peut élever contre ce système. Il a, nous le savons, quelquefois excité les passions les moins avouables et donné lieu aux actes les plus répréhensibles.

Dans maintes circonstances le prix est plutôt dû à l'habileté, quelquefois même à la friponnerie du jockey, qu'au mérite de l'animal.

A ces objections nous pourrions en ajouter beaucoup d'autres. Mais en présence de l'utilité et de la faveur générale dont jouissent les courses, nous reconnaissons qu'il y aurait folie à prétendre résister au courant de l'opinion.

Mais, par les observations qui précèdent, nous avons voulu prouver seulement que notre adhésion, — dont on n'a certes nul besoin, — n'était ni aveugle ni irréfléchie.

Il faut bien le reconnaître, les courses sont de tous les spectacles celui qui passionne le plus vivement les esprits; qui, dans le plus court espace de temps, leur fait éprouver les émotions les plus vives et les plus variées; le vainqueur est le héros du jour, son nom est dans toutes les bouches, tous les yeux sont fixés sur lui, toutes les mains l'applaudissent.

A ces tentations déjà si fortes, joignez celles des prix considérables, de paris importants, et vous trouverez dans les courses une réunion presque complète des moteurs du cœur humain : émulation, vanité, amour-propre, amour de l'or, amour du jeu, rien n'y manque.

Or, plus le moyen a de puissance, plus il importe qu'il soit employé à obtenir le résultat qu'on désire, et surtout qu'il ne le soit pas à en obtenir un contraire.

Il existe deux choses profondément distinctes : un spectacle, un jeu, une spéculation ; un encouragement, une épreuve utile à l'amélioration de l'espèce.

Selon qu'on les envisage sous l'un ou l'autre point de vue, il est évident que leurs conditions ni leurs résultats ne sauraient être les mêmes.

Que peuvent désirer ceux qui se placent au premier? Toutes les facilités tendantes à satisfaire leur amour du spectacle, de la *spéculation, du jeu,* dont à leurs yeux le cheval n'a d'autre mérite que d'être l'instrument.

Consultez-les, ils ne voudront entendre parler de restrictions d'aucune espèce, une seule chose leur importe : c'est que la course ait lieu ; et ils feraient courir des poulains de six mois si des poulains de six mois pouvaient courir.

Quant au public en général, allez donc lui parler de l'âge, des tares, des qualités amélioratrices des animaux? Savez-vous ce qu'il voit dans les courses, le public ? Le jeu d'abord, puis une réunion de toques et de casaques de diverses couleurs qu'il aperçoit devant lui. La verte dépassera-t-elle la rouge ? — La jaune conservera-t-elle l'avantage qu'elle avait en partant? — La bleue longtemps en arrière, réparera-t-elle le temps perdu? Elle avance, chaque élan lui fait gagner du terrain ; elle passe ; elle a gagné ! Bravo ! la casaque bleue ! Son cheval est un brave cheval, puisqu'il a battu les autres.

Qu'il ait un an, qu'il en ait vingt, qu'il soit tortu, qu'il soit bossu ; qu'il ait des jardons, qu'il ait des formes ; qu'importe ? Il s'agissait d'arriver le premier, il est arrivé, tout est dit.

Que du reste les courses attirent un grand nombre de spectateurs, qu'elles deviennent l'occasion de dépenses utiles au commerce, elles ont atteint le but; on ne leur demande rien autre chose.

Pour le public, les sociétés particulières, les administrations municipales, les spéculateurs, les joueurs, voilà les courses.

Est-il permis aux hommes spéciaux de les accepter dans de semblables conditions? Evidemment non.

Qu'en attendent-ils, en effet? L'amélioration de l'espèce. Qu'est-ce que l'amélioration de l'espèce? Son appropriation de plus en plus complète à notre service.

Comment les courses et les prix des courses peuvent-ils contribuer à cette appropriation? En encourageant à élever et en fournissant les moyens d'éprouver les animaux de la race pure, dans laquelle seulement peuvent se trouver les types régénérateurs.

Qu'est-ce qu'un type régénérateur? Celui qui présente l'idéal le plus complet de l'animal dont nous avons besoin et jouit de la faculté de le perpétuer dans sa descendance. Quel est l'animal dont nous avons besoin? Celui, nous l'avons déjà dit, qui réunit à la vitesse, à l'énergie, à l'action, à la légèreté d'allures, certaines et indispensables conditions *de largeur* et de netteté de membres, de développement de muscles et *d'ampleur de formes*.

Encouragement à produire et moyen d'éprouver les types de cette espèce, voilà à nos yeux, ce que doivent être les courses : rien autre chose.

Or, s'il ne peut y avoir de type régénérateur sans l'indispensable réunion de l'origine, de la conformation et des qualités, que faut-il pour que les courses deviennent un encouragement à la production de ce type? Il ne faut les laisser disputer que par des animaux d'origine et de *conformation convenables*.

Voilà pourtant ce que tout le monde ne parait pas comprendre, du moins quant à la conformation. L'origine une fois constatée, on admet tout ce qui se présente. C'est ce que nous critiquons.

Un dernier mot en terminant cette question malheureusement trop féconde.

Si j'étais assez heureux pour convaincre MM. les éleveurs de la nécessité de n'admettre au concours que des étalons convenables à la reproduction, je leur donnerais encore le conseil suivant :

Supposons un éleveur possédant un certain nombre de juments poulinières, soit vendéennes, soit normandes, soit poitevines ; cet éleveur veut donner à sa race plus de sang, plus de distinction, plus de vitesse, il faut alors qu'il choisisse parmi les chevaux de pur sang, celui qui lui semblera le mieux conformé et le plus apte à corriger les défauts qu'il a reconnus dans ses poulinières.

Il devra conserver toutes les pouliches issues de ce premier croisement et les faire saillir, non plus par un étalon de pur sang, mais bien par un étalon de la race du pays ou de sa propre race à lui, éleveur, s'il en a un bon; en suivant cette marche, il ne fera que copier l'exemple des éleveurs des autres races d'animaux tels que bœufs, brebis, cochons, etc.

Car il faut bien le dire, ce qui a surtout contribué à perdre nos bonnes et anciennes races, ce n'est pas tant l'introduction du pur sang ; mais l'emploi irréfléchi et immodéré que l'ancienne Administration des Haras en a fait.

On dit tous les jours : l'espèce chevaline est très-améliorée. — Modifiée, oui ; améliorée, c'est une autre affaire.

Là où elle avait quelque distinction, elle a été amoindrie ; là où elle était plus commune, on lui a, il est vrai, donné du cachet et de l'élégance.

Les têtes sont plus carrées, les physionomies plus expressives, les épaules plus dégagées, les croupes plus longues, la queue mieux attachée, etc.

Mais d'un autre côté on peut voir sur la majorité des chevaux, ces côtes courtes, ces genoux souvent tremblants, ces tendons faillis, ces membres fluets, ces canons antérieurs grêles, ces petits boulets, ces formes plus décousues, des *ficelles* enfin, comme on dit vulgairement, dont le long rein fléchit et les boulets touchent le sol, sous le poids du cavalier le plus léger.

On appelle cela de l'amélioration ? On pourrait certainement le nommer autrement, surtout quand il serait si facile, en réunissant constamment *l'origine à la conformation voulue*, d'obtenir les mêmes avantages, sans aucun des inconvénients.

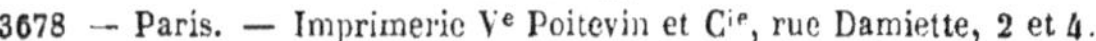

3678 — Paris. — Imprimerie Ve Poitevin et Cie, rue Damiette, 2 et 4.

PARIS. — IMPRIMERIE POITEVIN, RUE DAMIETTE, 2 ET 4.

www.ingramcontent.com/pod-product-compliance
Lightning Source LLC
LaVergne TN
LVHW020020170826
845678LV00001B/67

* 9 7 8 2 3 2 9 6 1 6 0 4 9 *